Dr. med. dent. Holger Scholz

Gesunde Zähne, gesundes Leben

Ein integratives und ganzheitliches Behandlungs- und Lebenskonzept aus zahnmedizinischer Sicht

Bibliografische Information der Deutschen Nationalbibliothek.
Die Deutsche Nationalbibliothek verzeichnet diese Publikation in der
Deutschen Nationalbibliografie; detaillierte bibliografische Daten sind
im Internet über http://dnb.d-nb.de abrufbar.

Herausgeber: Dr. Holger Scholz

Fotonachweis: Tagesklinik Dr. Volz & Dr. Scholz

Gestaltung: Susanne Stiemke, Dr. Holger Scholz

Lektorat: Sonja Kagerer, Ingrid Scholz

Verlag: Dr. Holger Scholz Eigenverlag, 78467 Konstanz, www.dr-scholz.de

Druck: Druckhaus Müller, 88085 Langenargen

Druck auf chlorfrei gebleichtem Papier

ISBN: 978-3-00-036216-3

© Dr. Holger Scholz 2011

Dr. med. dent. Holger Scholz

Gesunde Zähne, gesundes Leben

Ein integratives und ganzheitliches Behandlungs- und Lebenskonzept aus zahnmedizinischer Sicht

Disclaimer

Die Informationen in diesem Buch stellen die persönliche Meinung des Autors dar. Sie sind nicht als ärztliche oder zahnärztliche Beratung zu verstehen und ersetzen daher in keinem Fall den persönlichen und individuellen Rat eines Zahnarztes, Arztes oder anderer Therapeuten.

Die Grundlagen, Erkenntnisse und Studien für dieses Buch wurden mit großer Sorgfalt und nach bestem Wissen und Gewissen recherchiert und wiedergegeben. Gleichwohl übernehmen der Autor, der Verlag oder die Herausgeber keine Haftung für Personen-, Sach- oder Vermögensschäden, die sich durch Anwendung der dargestellten Behandlungsmethoden, Empfehlungen und Rezepturen ergeben oder ergeben könnten und übernehmen auch keinerlei Verantwortung für medizinische oder finanzielle Forderungen.
Der Autor, der Verlag oder die Herausgeber übernehmen keinerlei Haftung für die Vollständigkeit und Wirksamkeit der hier vorgestellten Methoden und Verfahren.

Sofern in diesem Buch eingetragene Warenzeichen, Handelsnamen und Gebrauchsnamen verwendet werden, auch wenn diese nicht als solche gekennzeichnet sind, gelten die entsprechenden Schutzbedingungen. Die Nennung dieser Bezeichnungen ohne den Hinweis auf ein eingetragenes und/oder geschütztes Waren-/Marken- oder sonstiges Schutzzeichen ist daher nicht als Verletzung der Schutzrechte dieser Bezeichnungen und nicht als Schädigung der Firmen, die diese Rechte besitzen, zu verstehen.

Inhalt

Teil 3:
Das zahnärztliche Handeln im Rahmen eines integrativen Behandlungskonzeptes

Teil 4:
Integrative und komplementäre Aspekte im Behandlungskonzept

Teil 5:
Anhang

Teil 1:

Rahmenbedingung und Grundlagen eines integrativen Behandlungskonzeptes aus zahnmedizinischer Sicht

1. Standortbestimmung

1.1. Querdenken. Warum?

In allen Industrienationen und mittlerweile auch in den aufstrebenden Schwellen- und Entwicklungsländern ist die Versorgung chronisch Kranker zur größten Herausforderung für das Gesundheitswesen geworden. Chronische Erkrankungen verursachen einen erheblichen Teil der direkten und in einem noch höheren Maße indirekten Krankheitskosten (Produktionsausfälle, Lohnersatzleistungen, vorgezogene Rentenzahlungen etc.). Ungefähr die Hälfte aller in Behandlung befindlichen Patienten und Patientinnen in Deutschland leidet an einer chronischen Krankheit, wobei etwa 16 Prozent der Betroffenen mehr als *eine* chronische Erkrankung aufweisen (Multimorbidität). Auf chronisch Kranke entfallen etwa 80 Prozent der Krankenhaustage, mehr als 60 Prozent der ambulanten Arztkontakte, mehr als 80 Prozent der Arzneimittelverschreibungen und über 95 Prozent der Hauspflegebesuche, wobei nicht nur bei älteren Menschen, sondern verstärkt auch bei jüngeren Menschen bis hin ins Kindes- und Neugeborenenalter eine Zunahme chronischer Erkrankungen zu beobachten ist.

Die heutige Medizin ist chronischen Erkrankungen gegenüber relativ machtlos und die Chance auf echte Heilung ist in den meisten Fällen sehr gering. Vergleicht man darüber hinaus die Fortschritte in diesem Bereich mit den enormen Verbesserungen bei akutmedizinischen Eingriffen und in anderen wissenschaftlichen Fachbereichen, so erscheinen diese hier eher kümmerlich zu sein – genau genommen müsste man angesichts der Zunahme der Zahl chronisch Erkrankter eher von Rückschritten sprechen.
Diese Entwicklung lässt sich nicht nur durch genetische Defekte oder die zunehmende Lebenserwartung beziehungsweise die sogenannte Vergreisung der Gesellschaft erklären, sondern in zunehmendem Maße durch von Menschen geschaffene und kontrollierbare Einflüsse, die unsere Gesundheit nachhaltig schädigen. Die Mehrzahl der chronischen Erkrankungen wird von uns zu Recht als Zivilisationskrankheiten bezeichnet. Sie sind bei Tieren, die frei in naturbelassenen Regionen leben, nicht zu finden. Es scheint so, als würde die Mehrzahl der Menschen heute nicht „artgerecht gehalten".

Artgerechte Haltung

Sowohl in der Medizin als auch in der Wirtschaft gibt es jedoch Kartelle und Interessengruppen, die aus den unterschiedlichsten Gründen, letztlich überwiegend aus wirtschaftlichem Interesse, die schädigenden Auswirkungen von Industrieprodukten, Nahrungsmitteln oder Verhaltensweisen beziehungsweise Tätigkeiten kleinreden oder gar völlig ignorieren. Die immer gleichen Verhaltensmuster fanden und finden wir bei den Diskussionen um das Rauchen, Asbest, Amalgam, in neuerer Zeit den Mobilfunk, in Ernährungsfragen und vielen anderen Situationen. Fakt ist jedoch, dass wir in einer Umgebung, die uns krank gemacht hat, nicht gesund werden können. Der Schlüssel zur Heilung heißt also „raus aus der Box", die uns krank macht, hin zu einer artgerechten menschenfreundlicheren Umgebung. Artgerechte Umgebung nicht nur im Sinne einer gesunden und sauberen Umwelt, nicht nur im Sinne einer gesunden, unserem Genotyp entsprechenden Ernährung, Bewegung und Beschäftigung, sondern auch im Sinne einer artgerechten sozialen Umgebung, Stichwort Familienverbund. Betrachten wir aber unsere tatsächlichen, von uns selbst geschaffenen Lebensbedingungen, dann muss man feststellen, dass wir zahllose Realitäten geschaffen haben, die mit den essentiellen Bedürfnissen lebender Systeme nicht vereinbar sind. Das Wunder unserer Zeit ist nicht die hohe und weiter steigende Zahl chronisch kranker Menschen, sondern die dank hoher Kompensationsfähigkeit des Vitalsystems Mensch bislang noch hohe Zahl nicht erkrankter Menschen. Wir sollten allerdings mit den Ressourcen und Fähigkeiten unseres Körpers und unserer Seele maßvoll und mit Respekt umgehen.

In einem 2010 erschienenen Buch (1) schreibt der englische Thronfolger Prince of Wales: „Dies ist ein Aufruf zur Revolution. Die Erde ist in Gefahr. Sie wird nicht fertig mit allem, was wir ihr hier abverlangen. Sie verliert ihre Balance, und dafür sind wir Menschen verantwortlich." Die massive Zunahme chronischer Erkrankungen belegt aber, dass nicht nur die Erde als Ganzes in Gefahr ist, sondern dass bereits heute sehr viele Menschen konkret geschädigt werden. Der Prince of Wales schreibt weiter: „Wir stehen an einer historischen Schwelle. Vor uns liegt eine Zukunft mit der realen Perspektive, dass wir durch den Schaden, den wir der Erde zufügen, die Existenz der Menschheit aufs Spiel setzen. Um nicht die Zukunft unserer Kinder - oder schon unsere eigene - gänzlich zu zerstören, müssen wir jetzt Entscheidungen von epochaler Tragweite fällen."

Entscheidungen dieser Art müssen, damit sie sich national oder sogar global auswirken können, natürlich kollektiv getroffen werden. Andererseits ist es nicht notwendig zu warten, bis eine hinreichende Anzahl von Menschen (tipping point) zu der geschilderten Einsicht gelangt ist. Auch heute schon ist es möglich, als Individuum oder in einer kleinen Gruppe vom Mainstream abweichende alternative Wege zu beschreiten.

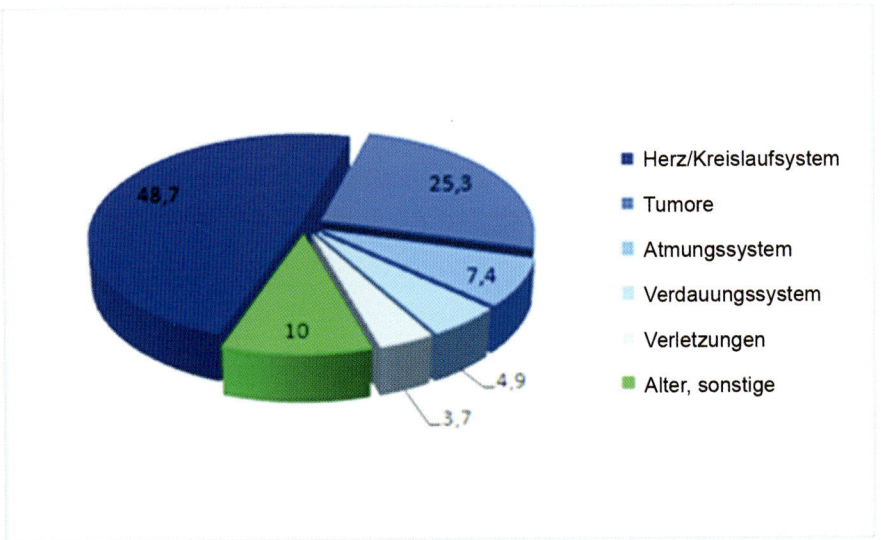

Abbildung 1: Nur ein sehr geringer Teil der Menschen in Deutschland stirbt schlicht altersbedingt. In der Mehrzahl der Fälle hätte eine individuelle oder kollektive Verhaltensänderung eine chronische Erkrankung und in der Folge den frühzeitigen Tod verhindert (2).

Ein Blick auf die häufigsten Todesursachen in Deutschland (Abbildung 1) zeigt, dass auch individuelle Verhaltensänderungen zum Erhalt der eigenen Gesundheit beitragen können. Wir wissen heute sicher, dass sich die Mehrzahl der Herz-Kreislauf-Erkrankungen sowie viele Tumorerkrankungen auf individuelles Fehlverhalten zurückführen lassen. Allein diese beiden Bereiche sind für fast dreiviertel aller Erkrankungen und Todesfälle verantwortlich. Zwar werden bis auf weiteres sicherlich alle Menschen einer Gesellschaft für das Fehlverhalten einzelner durch Versicherungsbeiträge zur Kasse gebeten, aber im Gegensatz zu denen, die wider besseres Wissen ihr Verhalten nicht ändern, werden diejenigen, die die Verantwortung für ihre Gesundheit in die eigene Hand nehmen insofern nicht zur Rechenschaft gezogen, als sie in der Regel chronische Erkrankung oder sogar einen frühzeitigen Tod vermeiden können. Dies sollte jedoch nicht mit Genugtuung zur Kenntnis genommen werden, sondern Ansporn sein, gesellschaftliche Veränderungen anzustoßen.

Der deutsche Philosoph Arthur Schopenhauer hat dazu gesagt: „Bei gleicher Umgebung lebt doch jeder Mensch in einer anderen Welt."

Wirtschaftliche Interessen und Forschung

Von Universitäten ist ein rasches Umdenken nicht zu erwarten, zu groß ist offensichtlich der Bedarf an Drittmitteln aus der Industrie zur Verbesserung der finanziellen Lage der medizinischen Abteilungen. Betrachtet man die Relation von staatlichen Mitteln zu Mitteln, die aus der Industrie stammen als Maßstab für den Einfluss der Industrie (Abbildung 2), so hat dieser in den letzten 15 Jahren deutlich zugenommen. Keine Frage, Drittmittel sind wichtig für Forschung und Entwicklung, doch im gegenwärtigen System wird dadurch die Manipulation von Ergebnissen erheblich begünstigt.

Nicht berücksichtigt sind in dieser Überlegung finanzielle Verflechtungen der Industrie mit Wissenschaftlern durch Beraterverträge, spätere Tätigkeiten von Wissenschaftlern oder Politikern für die Industrie oder andere Formen mehr oder weniger versteckter finanzieller Zuwendungen und Vorteile.

Ein Beispiel: Der amerikanische Arzt Dr. Ralph Walton hat im Rahmen einer Recherche insgesamt 164 in wissenschaftlichen Fachzeitschriften veröffentlichte Studien zum Thema Aspartam[1] gefunden. Von diesen 164 Studien wurden 74 von der einschlägigen Industrie finanziert. In allen 74 Studien wurde die Unbedenklichkeit von Aspartam bestätigt. In allen übrigen, nicht von der Industrie finanzierten Studien, wurde Aspartam als mehr oder weniger problematisch eingestuft, nie als unbedenklich. Es besteht hier also

---

[1] Aspartam ist ein synthetisch hergestellter Süßstoff aus den Aminosäuren L-Asparaginsäure und L-Phenylalanin. Als Lebensmittelzusatz wird er als E 951 ausgewiesen. Aspartam ist ein weit verbreiteter Inhaltsstoff von Softdrinks und Kaugummis. Mit Aspartam wird von Kritikern eine Reihe von negativen Folgen für die Gesundheit bis hin zu Krebserkrankungen in Verbindung gebracht.

ein hundertprozentiger Zusammenhang zwischen der Interessenlage der finanzierenden Industrie und den Ergebnissen der Studien.

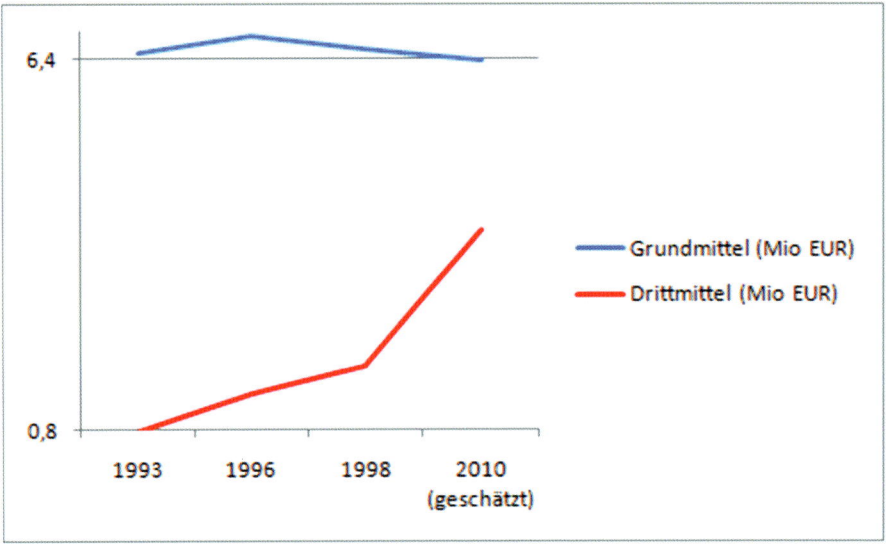

Abbildung 2: Zunehmender Einfluss der Industrie auf die medizinische Forschung, dokumentiert durch die relative und absolute Zunahme der Drittmittel (durch die Industrie) im Verhältnis zu den staatlichen Grundmitteln im Durchschnitt an den medizinischen Abteilungen deutscher Universitäten (3).

Die amerikanische Gesellschaft für Krebserkrankungen spricht in diesem Zusammenhang davon, dass die wissenschaftliche Literatur regelmäßig durch schlechte Studien verunreinigt wird, deren Design (absichtlich) so angelegt ist, dass keine negativen Ergebnisse gefunden werden können. Ein Sprecher der Gesellschaft bezeichnet es als „gute Idee", wenn Forscher nicht von der betroffenen Industrie bezahlt würden (4). Er hätte es klarer formulieren können und müssen: Die Gesundheit und das Leben von Menschen werden in der medizinischen Wissenschaft offensichtlich regelmäßig und systematisch wirtschaftlichen Interessen untergeordnet.

Zahnheilkunde im Fokus

Nun stellt sich natürlich die Frage, was dies alles mit der Zahnmedizin zu tun hat.

Es ist eine Tatsache, dass in der Zahnmedizin wie in keinem anderen medizinischen Fachgebiet in großem Umfang Fremdmaterialien in den Körper eingebaut werden, und zwar quasi im Zentrum der meisten Sinnesorgane des Menschen und sehr nahe an der „Steuerungszentrale", dem Gehirn. Es ist also durchaus denkbar, dass toxische Materialien nicht nur, wenn sie von außen, sondern natürlich auch, wenn sie von innen zugeführt werden, Schäden verursachen können. So werden unter anderem neurologische beziehungsweise neurodegenerative Erkrankungen zunehmend mit Metallen in Verbindung gebracht. Metalle werden in der Zahnmedizin bisher in großem Umfang und weitgehend kritiklos verwendet. Ein weiteres Thema, das immer mehr in den Fokus vor allem umweltmedizinisch tätiger Ärzte gerät, sind Entzündungen in Mund- beziehungsweise Kieferbereich. In diesem Zusammenhang wird über die Volkskrankheit Parodontitis, aber auch über die vielen wurzelkanal-behandelten (toten) Zähne zu sprechen sein, die zu einem sehr hohen Prozentsatz zu chronischen Entzündungen im Kieferknochen führen. Die Belastungen, die aus dem Mund- beziehungsweise Kieferbereich für den Menschen erwachsen, sind auch deshalb von besonderem Interesse, weil sie sehr leicht auszuschalten sind, im Gegensatz zu vielen Belastungen, die heute auf uns alle einwirken, ohne dass wir uns ihrer erwehren können. Darüber hinaus wird uns von vielen erfahrenen Umweltmedizinern immer wieder berichtet, dass Belastungen im Mundbereich bei der Behandlung chronischer Erkrankungen in vielen Fällen ein absolutes Therapiehindernis darstellen. Insofern kommt den Zahnärzten bei der Therapie chronischer Erkrankungen nicht selten eine Schlüsselrolle zu. Dieser Tatsache trägt die universitäre Ausbildung der Zahnärzte jedoch kaum Rechnung. Allgemeinmedizinische Fragestellungen werden im Studium weitgehend ausgeblendet.

Die Verantwortung der Politik

Und was macht die Politik? Sie setzt andere Prioritäten, indem sie die Medizin immer stärker ökonomisiert und nach und nach den Fertigungsprozessen der Industrie anpasst. „Bereits heute müssen Ärzte ihre Diagnosen solange verbiegen und normieren, bis sie in den Krankheitenkatalog passen. Damit Kliniken überleben können, werden dort

Diagnosen angehäuft, codiert und abgerechnet, die vielem entsprechen mögen, aber nicht dem Gesundheitszustand der Patienten. Ärzte in der Praxis hingegen suchen händeringend Diagnosen, um bei Gesunden, die Zeit, Trost, Beratung oder Entwarnung brauchen, überhaupt etwas abrechnen zu können. (…) In Praxen wie in Krankenhäusern müssen Patienten diversen Diagnosegruppen und Krankheitsprogrammen zugeordnet werden. Individuelles Leid lässt sich aber nicht in ein Schema pressen. (…) Ärzte, die ihren Beruf ernst nehmen, behandeln aber Kranke und nicht Krankheiten (5)."

1.2. Umdenken. Quo vadis Zahnmedizin?

In der universitären Zahnmedizin spielen die nicht auf das zahnmedizinische Fachgebiet begrenzten, unerwünschten klinischen Auswirkungen von zahnärztlichen Maßnahmen und dentalen Werkstoffen keine oder allenfalls eine akademische Rolle. Bis heute werden das zahnärztliche Handeln selbst und das verwendete Material bei Beschwerden oder Erkrankungen zuletzt als ursächlich angesehen, häufiger werden dem Patienten psychische Defizite bescheinigt (6). In unserer täglichen Praxis dagegen sind wir Zahnärzte und die mit uns zusammenarbeitenden Ärzte, hier besonders die Fachärzte für Umweltmedizin, sowie andere Therapeuten regelmäßig mit Folgen konfrontiert, die durch eine geeignete zahnmedizinische Therapie, Umstellung der Ernährung und andere ergänzende Maßnahmen in sehr vielen Fällen eliminiert werden können und somit primär keinerlei psychische Ursache haben.

Neben verschiedenen Kunststoffen gelten vor allem Metalle im Mund als potentiell schädlich. Die weiter zunehmenden Belastungen durch falsche Ernährung sowie aus der Umwelt verschärfen die Situation noch deutlich. So können und werden insbesondere elektromagnetische Wellen in Anbetracht des exzessiven Ausbaus der Funknetze (Mobilfunk, WLAN und andere) die Bedeutung einer metallfreien zahnmedizinischen Versorgung noch enorm erhöhen. Es gibt nicht wenige Mediziner, die befürchten, dass der Mobilfunk ein Schadenspotential darstellt, das die Schäden des Rauchens weit übertrifft (7).

Glücklicherweise hat ein Umdenken in der zahnärztlichen Praxis begonnen. So haben sich metallfreie vollkeramische Versorgungen in der konservierenden und prothetischen Zahnmedizin längst etabliert. Auch in der

Kieferorthopädie und der Implantologie ist die biologische Revolution in vollem Gange, metallfreie Zahnkorrekturen und vollkeramische Implantate gewinnen zunehmend an Bedeutung.

1.3. Weiter denken

Um die Heilungschancen unserer Patienten weiter zu verbessern haben wir in unserer Zahnklinik eine Abteilung für integrative und Umweltmedizin eingerichtet, in der wir mit mehreren Ärzten anderer Fachrichtungen sehr eng kooperieren.

In Zusammenarbeit mit Medizinern und Wissenschaftlern aus verschiedenen Ländern haben wir neben dem sich weiter entwickelnden Kompetenzzentrum in Konstanz am Bodensee das Projekt eines Gesundheitszentrums in Südamerika ins Leben gerufen. Hier wie dort sollen einerseits Fachärzte bei der Behandlung von schweren chronischen Erkrankungen (ALS, multiple Sklerose, Autismus, CFS, MCS etc.) mit einer Kombination aus schulmedizinischen und naturheilkundlichen Maßnahmen helfen, andererseits ist das Zentrum offen für gesunde Menschen, die ihre Gesundheit erhalten wollen.

Dieses Buch ist geschrieben für Ärzte und Therapeuten, die ganzheitliche und integrative Behandlungskonzepte verfolgen und sich nicht zu Leistungserbringern eines Systems degradieren lassen wollen. Es ist auch und vor allem geschrieben für Menschen, die die Verantwortung für ihre Gesundheit selbst übernehmen wollen oder selbst übernehmen müssen, weil das derzeitige System von Medizin und Zahnmedizin, konkret die handelnden Personen (Funktionäre, Lobbyisten, Ärzte) sie und ihre Beschwerden nicht ernst nehmen.

Dieses Buch soll dem Leser einen Überblick geben über die Möglichkeiten und die klinischen Erfahrungen von Praktikern hinsichtlich einer integrativen, ganzheitlichen und metallfreien Zahnmedizin. Es basiert auf einem Konzept, das wir in unserer Klinik konsequent verfolgen: Menschen schonend und unter maximalem Schutz von Metallen, insbesondere dem im Amalgam enthaltenen Quecksilber zu befreien und dabei nicht nur die Zähne zu sanieren.

Integrative und ganzheitliche Zahnmedizin begreifen wir einerseits als eine Symbiose von kooperierenden Spezialisten unterschiedlicher medizinischer Fachrichtungen und andererseits als das Zusammenwirken von etabliertem medizinischen Wissen, reproduzierbaren, komplementärmedizinischen Verfahren, vor allem klassischen Naturheilverfahren, und neuesten wissenschaftlichen Erkenntnissen.

Die Krankheit kommt nicht zu uns, wir gehen zur Krankheit!

Dieses Buch soll dem Leser ein Ratgeber auf dem Weg zur Gesundheit sein.

Gesund beginnt im Mund!

Dr. Holger Scholz im Spätsommer 2011

2. Medizinische Statistik und Evidenz: Der Schein der Weisen

Im sehr technisch orientierten Medizinbetrieb heutiger Prägung bedeutet Evidenz alles, Erfahrung (fast) nichts. Die evidenzbasierte Medizin (EBM) wird zum Fetisch. Dabei besteht, wie bereits dargelegt, die große Gefahr, dass Evidenz im Sinne der Geldgeber von Forschungsprojekten massiv beeinflusst wird.
Ärzte und Wissenschaftler, die nicht dem Mainstream das Wort reden, werden in diesem System schnell diskreditiert. In der Folge lässt das System fast nur noch Forschung und Öffentlichkeit in eine bestimmte Richtung zu, die letztendlich kein anderes Ergebnis als die Bestätigung der bereits konformierten Meinung produziert. Wissenschaft dagegen bedeutet, Überzeugungen und tradierte Handlungsempfehlungen zu hinterfragen, aber nicht ohne Not über Bord zu werfen, weil es scheinbar modernere Wege gibt.

Der österreichisch-englische Philosoph Karl Popper setzte an die Stelle der Verifikation einer empirischen Theorie die Methode der Falsifikation. Popper ging von einer grundsätzlichen Fehlbarkeit des Menschen aus. Dieser Wissenschaftsansatz führt immer dann zu Fortschritt, wenn die sorgfältige Beobachtung einer Theorie widerspricht. Hält eine Theorie der Prüfung hingegen stand, so bewährt sie sich, ohne dass die Theorie dadurch besser, wahrscheinlicher oder glaubwürdiger wird. Ein empirisch-wissenschaftliches System muss an der Erfahrung scheitern können. Mehr als 90 Prozent aller „wissenschaftlichen" Studien, die heute veröffentlicht werden und damit die öffentliche Meinung dominieren, bestätigen aber nur das, was man vermeintlich schon vorher wusste. Es liegt der Verdacht nahe, dass viel „unpassendes" Wissen von den Auftraggebern „wissenschaftlicher Forschung" zurückgehalten wird.

Der Verhaltensforscher Daniele Fanelli (Universität Edinburgh) hat die Produktivität und die Anzahl positiver Ergebnisse, also von Studien, die die zu prüfende Hypothese bestätigen verglichen. Er kommt zu einem eindeutigen Ergebnis: Je mehr von einem Wissenschaftler veröffentlicht wird, desto positiver die Ergebnisse. Der Anteil positiver Ergebnisse schwankt zwischen 30 Prozent und annähernd 100 Prozent. Fanelli sieht den Konkurrenzdruck unter Wissenschaftlern als ursächlich hierfür an und stellt die Frage, wie viel wissenschaftliche Forschung ge- oder verfälscht wird (8). Gemeint ist hier sicherlich nicht zuletzt der Konkurrenzdruck um Fördergelder seitens der Industrie (siehe Abbildung 2). Die Ergebnisse sind ein Beleg für die teilweise erschreckend geringe Glaubwürdigkeit medizinischer Forschung. Fakt ist jedoch, dass Studien dieser Qualität die Leitlinien der Medizin festlegen.

Die evidenzbasierte Medizin (EBM) ist auf dem Vormarsch. Die Verfechter der EBM reklamieren für sich, ihre Patienten nachweisbar richtig zu behandeln und werfen Ärzten vor, die abweichende Therapien anwenden, ihre Patienten schlecht und falsch zu behandeln. Diese Vorwürfe wiegen sehr schwer, und so lohnt es sich, die Methoden und den Stand der anerkannten medizinischen Statistik genauer zu betrachten[1].

Wenn Ärzte beurteilen sollen, ob die Therapie A besser als die Therapie B ist, dann möchten sie, dass ihr Urteil mit einer möglichst hohen Wahrscheinlichkeit richtig ist. Zu diesem Zweck bedient man sich in der medizinischen Statistik des p-Wertes. Der p-Wert gibt an, mit welcher Wahrscheinlichkeit eine Aussage richtig ist. Ein p-Wert kleiner 0,05 für die Aussage, dass die Therapie A besser ist als die Therapie B bedeutet, dass diese Aussage mit einer Wahrscheinlichkeit von mehr als 95 Prozent richtig ist. In medizinischen Studien, die dieses Niveau erreichen, heißt es dann: Die Therapie A ist signifikant besser als die Therapie B.
Diese Ergebnisse werden dann von den Anhängern der EBM als nachweislich richtig übernommen, doch der schöne Schein trügt.

	Studie zeigt, A ist besser	Studie zeigt *nicht*, A ist besser
A ist in Wirklichkeit besser	Richtig positives Ergebnis	Falsch negatives Ergebnis (Fehler zweiter Art)
A ist in Wirklichkeit *nicht* besser	Falsch positives Ergebnis (Fehler erster Art)	Richtig negatives Ergebnis

Abbildung 3: Matrix[a] der möglichen Ergebnisse einer klinischen Vergleichsstudie zwischen Therapie A und Therapie B.

---

[1] Die folgenden Beispiele wurden inhaltlich und sinngemäß dem Buch „Der Schein der Weisen, Irrtümer und Fehlurteile im täglichen Denken", Rowohlt Taschenbuchverlag GmbH, 2010 entnommen.

Der Fehler erster Art wird durch den p-Wert beschrieben, das goldene Kalb der EBM. Der Fehler zweiter Art spielt in der Medizin jedoch keine Rolle, die Statistik kennt dafür den Begriff *power*. Je größer der Unterschied zwischen zwei Therapien, desto größer die *power*. Die *power* ist die Wahrscheinlichkeit, dass ein tatsächlich vorhandener Unterschied zwischen zwei Therapien in einer Studie bemerkt wird.

Die Medizin ignoriert die *power* von Studien. Ist sie wichtig? Neue Ideen sind in der Medizin sehr selten. Nehmen wir an, nur 10 Prozent der neuen Ideen wären gut (also tatsächlich richtig), die übrigen wären ein Irrweg.

	Anteil	Positive Ergebnisse	Negative Ergebnisse
Behandlung A ist besser „gute Idee"	10%	10% x 0,80 = 8%	10% x 0,20 = 2%
Behandlung A ist nicht besser „schlechte Idee"	90%	90% x 0,025 = 2,25%	90% x 0,975 = 87,75%
Summe	100%	10,25%	89,75%

Wahrscheinlichkeit, dass bei positivem Ergebnis A wirklich besser ist:
8 / 10,25 = 0,78
Die Irrtumswahrscheinlichkeit beträgt 22%.

Abbildung 4: Matrix[a] der möglichen Ergebnisse einer klinischen Vergleichsstudie zwischen Therapie A und Therapie B unter Berücksichtigung, dass nur jedes zweite zufällig signifikante Ergebnis zu einem falsch positiven Ergebnis führt. Annahmen: p < 0,05, power 80 Prozent, Anteil guter Ideen 10 Prozent.

Die Matrix zeigt, dass bei einem Signifikanzniveau 5 Prozent unter den angegebenen Rahmenbedingungen die Wahrscheinlichkeit für das Ergebnis „Therapie A ist besser" 10,25 Prozent beträgt, aber nur in 8 Prozent der Fälle ist dies auch korrekt. Die Irrtumswahrscheinlichkeit liegt mit 22 Prozent (2,25 / 10,25) also wesentlich höher, als das Signifikanzniveau suggeriert.

Mehr als 50 Prozent der Studienergebnisse sind falsch

In dem obigen Beispiel gehen wir von einer *power* der Untersuchung von 80 Prozent aus. Die *power* der meisten Untersuchungen in der Medizin liegt jedoch deutlich unter 50 Prozent (9). Dadurch und durch weitere Fehler in Planung und Ausführung von Studien liegt die echte Irrtumswahrscheinlichkeit deutlich höher. Es ist davon auszugehen, dass mehr als die Hälfte der veröffentlichten Studienergebnisse falsch ist.

Und es kommt noch schlimmer. In den meisten Untersuchungen wird nicht nur eine Variable untersucht, sondern mehrere, was den Fehler erster Art weiter erhöht, während der Fehler zweiter Art in den meisten Untersuchungen gar nicht berücksichtigt wird. Das Problem ist in der medizinischen Statistik bekannt. Es wird jedoch allzu häufig ignoriert und der p-Wert zum goldenen Kalb der EBM-Fetischisten erhoben.

Dazu schreibt der Professor em. Dörner von der Universität Bamberg (10): „Wenn man schwer lösbare Probleme einfach fallen lässt (…); wenn man Probleme löst, die man lösen kann, statt diejenigen, die man lösen soll; wenn man die Reflexion eigenen Verhaltens und damit die Konfrontation mit der eigenen Unzulänglichkeit scheut, so liegt nahe, den gemeinsamen Nenner für all diese Verhaltens- und Denkformen in der Tendenz zu suchen, der eigenen Ohnmacht und Hilflosigkeit in einer schwierigen Situation nicht ansichtig zu werden, sich in Bestimmtheit und Sicherheit zu flüchten."

Und der Arzt Christfried Preussler bemerkt in diesem Zusammenhang (11): „Die Fixierung auf die statistische Methode bewirkt insbesondere in der Medizin eine verheerende Einengung des Gesichtsfeldes und eine Blockade von Ressourcen, die dem Phänomen des Lebens wesentlich besser gerecht werden."

Der Fallschirm rettet dem Springer das Leben. Im Sinne der EBM ist diese jedem Kind bekannte und völlig offensichtliche Tatsache lediglich auf dem Niveau der Grundlagenforschung. Dies entspricht der niedrigsten Evidenzstufe (von sechs Stufen) der EBM. Aber wer will entscheiden, was in einigen Jahren jedem Kind bekannt sein wird? Die Erkenntnisse von Newton und Einstein waren zu ihrer Zeit revolutionär, einige Jahre später Basiswissen jedes Physikers, nach 30 Jahren waren sie jedem Schulkind ein Begriff. Heute sind sie zumindest teilweise überholt (zum Beispiel durch die

Quantenphysik) beziehungsweise stehen in einem anderen wissenschaftlichen Kontext.

Ein weiterer Kritikpunkt an der EBM bezieht sich darauf, dass randomisierte kontrollierte Studien (RCT) als Goldstandard, und andere wissenschaftliche Methoden demgegenüber als minderwertig betrachtet werden, obwohl RCTs zwar die Methode der Wahl bei Fragen der Wirksamkeit darstellen, aber viele Fragen in der Versorgung von Patienten nicht durch einfache "Ursache-Wirkung"-Untersuchungen zu klären sind.

Wenn sich Ärzte auf die Aussagen der evidenzbasierten Medizin (EBM) berufen, dann liegt die Wahrscheinlichkeit für die richtige Therapie also manchmal nicht höher, als würden sie eine Münze werfen. Solange in der EBM nicht sauberere und dem jeweiligen Studienzweck angemessenere Methoden zur Anwendung kommen, müssen neben wissenschaftlichen Studien die Erfahrung und das empirische Wissen von Ärzten weiterhin einen hohen Stellenwert einnehmen.

3. Konzept einer integrativen und ganzheitlichen Medizin aus zahnärztlicher Sicht

3.1. Was ist integrative und ganzheitliche Zahnmedizin?

Die Zahnmedizin ist ein Teilgebiet der Medizin. Wir sind der Überzeugung und können dies auch durch eigene Studien belegen, dass die Auslöser vieler akuter und chronischer Allgemeinerkrankungen beziehungsweise deren Co-Faktoren im Mund- und Kieferbereich liegen. Störungen in diesem Gebiet können zu erheblichen gesundheitlichen Belastungen des gesamten Körpers führen. Das bedeutet, dass Erkrankungen der Zähne oder der Kiefer nicht auf den Mund- beziehungsweise Kopfbereich beschränkt bleiben müssen, sondern zu Schäden an anderen Organen oder Systemen führen können, und umgekehrt. Der Zahnarzt ist also verpflichtet, über den Tellerrand seiner zahnmedizinischen Tätigkeit hinaus zu denken und diese Erkenntnis in sein Handeln einzubeziehen.

Aus dieser Erfahrung heraus haben wir ein integratives und ganzheitliches Behandlungskonzept entwickelt. Es stellt eine Symbiose dar: Wir arbeiten zusammen mit Spezialisten unterschiedlicher medizinischer Fachrichtungen unter Einbeziehung von etabliertem medizinischen Wissen, reproduzierbaren, komplementärmedizinischen Verfahren, vor allem klassischen Naturheilverfahren, und neuesten wissenschaftlichen Erkenntnissen.

Kompetenzzentrum und Netzwerk verschiedener Fachärzte

Die Zusammenarbeit mit Spezialisten anderer Fachrichtungen (vor allem aus den Bereichen Allgemeinmedizin, Umweltmedizin, Onkologie) und anderen Wissenschaftlern wie Biochemikern und Physikern in einem engen Informations- und Therapienetzwerk (Open Mind Academy) verfolgt das Ziel, unsere Patienten mit möglichst vielseitigen, umfassenden Informationen zu versorgen, die über die unmittelbare zahnmedizinische Relevanz hinausgehen. Aus diesem Grund haben wir in unserer Zahnklinik mittlerweile eine Abteilung für integrative und Umweltmedizin etabliert, in der wir mit mehreren Ärzten anderer Fachrichtungen sehr eng zusammen arbeiten.

3.2. Das 3-Säulen-Konzept für ein gesundes Leben

Wir verfolgen in unserer Zahnklinik ein Konzept, das im Wesentlichen auf 3 Säulen basiert.

- Professionelle Entgiftung
- Natürliche Heilung
- Seelische Stabilisierung

Professionelle Entgiftung, von uns auch kurz Detox genannt, bedeutet, schädliche Faktoren zu minimieren, vorhandene Schäden zu regenerieren, Defizite zu beseitigen.
Unter schädlichen Faktoren verstehen wir sowohl Einflüsse von außen, zum Beispiel aus dem sozialen Umfeld (Wohngifte oder Belastungen durch Industrie, etc.), individuelle Verhaltensweisen (Ernährung, Impfungen, etc.), aber auch Einflüsse von innen, zum Beispiel durch Fremdmaterialien, wie sie beim Zahnarzt häufig in den Mund fest eingebaut werden. Vereinfacht gesagt ist es die Aufgabe dieser Säule, die negativen Einflüsse zu reduzieren und die positiven Einflüsse zu optimieren.

Der zahnmedizinische Bereich unseres Konzeptes erstreckt sich dabei vor allem auf drei Bereiche:

- Metalle werden unter maximalen Schutzmaßnahmen aus den Zähnen und anderen Geweben entfernt (12).
- Herde in Form von Entzündungen im Kieferknochen, Fremdkörpern, Wurzelresten und wurzelkanalbehandelten Zähnen werden saniert beziehungsweise entfernt.
- Alle erforderlichen, neuen zahnärztlichen Versorgungen wie Langzeitprovisorien, definitive Füllungen und Kronen, aber auch Implantate (13, 14) und kieferorthopädische Behandlungen (15) erfolgen metallfrei.

Der allgemeinmedizinische Bereich wurde zum größten Teil durch das Wissen und die Erfahrung ärztlicher Kollegen aus unserem Therapeutennetzwerk entwickelt.

Die Behandlungen, die von den ärztlichen Kollegen in der Tagesklinik durchgeführt werden, sind sehr umfangreich und komplex. Diese hier im Detail darzustellen, würde den Inhalt eines Buches das sich mit ganzheitlicher *Zahn*medizin beschäftigt, sprengen. Ich möchte daher in diesem Zusammenhang ausdrücklich auf die Buchveröffentlichungen des Kollegen Dr. Joachim Mutter (16, 17) und der Open Mind Academy (18) verweisen. Im Bereich der Umweltmedizin halte ich diese Veröffentlichungen für absolut lesenswerte Standardwerke.

Ursachen finden, nicht Symptome unterdrücken

Am Beginn der allgemeinmedizinischen Behandlung steht die Spurensuche, das heißt, die Kollegen versuchen im Rahmen einer sehr umfangreichen Anamnese die tatsächlichen ursprünglichen Ursachen für die meist chronischen Erkrankungen ihrer Patienten zu finden. Sie geben sich also nicht damit zufrieden, eine Krankheit zu diagnostizieren und mit gängigen Medikamenten zu unterdrücken, sondern wollen versuchen, Krankheiten zu heilen, indem sie deren Ursachen erkennen und beseitigen. Dies mag im Einzelfall eine sehr mühselige und zeitintensive Detektivarbeit sein. Das Ziel einer nachhaltigen, ärztlichen Behandlung kann jedoch nicht sein, einen Patienten durch lebenslange Medikation dauerhaft von Drogen (=Medikamenten) abhängig zu machen, dies umso mehr, als natürlich die meisten Dauermedikationen zu ernsthaften Nebenwirkungen oder anderen akuten oder chronischen Erkrankungen führen können.

Die Aussagen mögen Ihnen als trivial und selbstverständlich erscheinen, die Medizinindustrie und mit ihr ein nicht unerheblicher Teil der Ärzte scheinen dies jedoch anders zu sehen. In diesem Zusammenhang ein Zitat aus dem Deutschen Ärzteblatt (19):
„Der Wettbewerb zwingt zur Erschließung neuer Märkte. Das Ziel muss die Umwandlung aller Gesunden in Kranke sein, also in Menschen, die sich möglichst lebenslang sowohl chemisch-physikalisch als auch psychisch für von Experten therapeutisch, rehabilitativ und präventiv manipulierungsbedürftig halten, um „gesund leben" zu können. Das gelingt im Bereich der körperlichen Erkrankungen schon recht gut, im Bereich der psychischen Störungen aber noch besser (…)."

Dabei finden sich in den meisten Fällen, insbesondere bei chronischen Erkrankungen, die Ursachen in der Umwelt der Patienten, in den Gewohnheiten der Patienten oder in der Medizinhistorie. Die Arbeit besteht grob umrissen darin, akute Defizite an Vitaminen, Spurenelementen, Mineralstoffen und anderen wichtigen Substanzen durch Infusionen oder entsprechende Nahrungsergänzungsmittel aufzufüllen und den Patienten insoweit zu instruieren, dass er in Zukunft in der Lage ist, derartige

Mangelsituationen zu vermeiden. Parallel oder im nächsten Schritt werden in der Regel Schadstoffe aus dem Körper ausgeleitet.

Der Detox-Bereich ist naturgemäß derjenige, der in unserem Handeln den meisten Platz einnimmt, auch wenn in unserem Denken die anderen beiden Bereiche gleichwertig sind und ebensolche Beachtung finden. Zudem gibt es natürlich Überschneidungen zwischen den einzelnen Bereichen, zum Beispiel bei Ernährungsempfehlungen. Im Unterschied zum Detox-Bereich werden die Maßnahmen, die wir unter dem Begriff natürliche Heilung zusammenfassen, (nach vorheriger Instruktion) vom Patienten weitgehend selbst übernommen. Wichtig aus unserer Sicht ist nicht nur die Entgiftung im Sinne eines „weg von". Für eine nachhaltige Heilung und langfristige Gesunderhaltung ist es unabdingbar gesundheitsfördernde, positive Rahmenbedingungen zu schaffen, also ein „hin zu". Die wichtigsten Rahmenbedingungen werden durch Ernährung, Bewegung, Wasser, Licht und Ordnung beschrieben, den zentralen Themen der klassischen Natur-heilverfahren. Die Verantwortung für die Gesundheit liegt demnach in weiten Teilen nicht beim Arzt, sondern muss vom Patienten selbst übernommen werden.

Die **natürliche Heilung** umfasst klassische Naturheilverfahren und weitere komplementäre Verfahren. Die klassischen Naturheilverfahren wurden bereits von Sebastian Kneipp (1821-1897) beschrieben und angewandt:

- Ernährungstherapie
- Bewegungstherapie
- Hydrotherapie
- Lichttherapie
- Pflanzenheilkunde
- Ordnungstherapie

Im Bewusstsein der meisten Menschen sind diese Therapien leider lange Zeit, bedingt durch die Technikgläubigkeit der Menschen des Industrie- und Informationszeitalters in Vergessenheit geraten. Erst in den letzten Jahren wird diesem Wissen wieder ein höherer Stellenwert zugemessen. Sie spielen für uns auf dem Weg zur Heilung eine sehr wichtige Rolle.

Darüber hinaus sind wir offen für alternative Diagnose- und Heilungs-methoden, wenn wir einen Nutzen für unsere Patienten erkennen können. Hier hat sich insbesondere die Akupunktur etabliert.

Unter **seelischer Stabilisierung** fassen wir Maßnahmen zusammen, die der Heilung und Gesunderhaltung der Seele und des Geistes dienen. Dies können bei einigen Menschen religiöse Handlungen sein, aber auch viele Arten von Meditationstechniken und anderen Maßnahmen, wodurch die Menschen sich mit ihrem Geist und ihrer Seele beschäftigen. Viele unserer Patienten nehmen deshalb auch die Hilfe von Heilern in Anspruch. Was sich zunächst etwas exotisch anhören mag, wird aber auch in anderen deutschen Kliniken, zum Beispiel dem St. Gertrauden-Krankenhaus in Berlin angeboten (20) und von den Patienten gerne angenommen.

3.3. Überprüfung des Behandlungsergebnisse

Nachuntersuchung, Methode

Um das Ergebnis und die Richtigkeit dieses ganzheitlichen Behandlungskonzeptes quantifizieren zu können, haben wir ab dem Jahr 2008 eine Patientenbefragung durchgeführt (21). In der Untersuchung wurden alle in den vorangegangenen drei Jahren als saniert eingestuften Patienten erfasst. Von circa 800 verschickten Fragebögen wurden knapp 200 zurückgesandt. Mit Hilfe dieser Patientenbefragung konnten wir den Sanierungsgrad unserer Patienten zur Verbesserungen ihrer Gesundheit in Relation setzen. Der Sanierungsgrad zeigt an, wie viel unseres zahnmedizinischen Konzeptes wir jeweils umgesetzt haben. Zur Verbesserung der Gesundheit gaben die Patienten selbst alle Beschwerden an, die sie zu Behandlungsbeginn hatten sowie deren Veränderung im Laufe der Therapie und ordneten diesen einen Prozentwert zu. Weiterhin wurde erfragt, ob die Patienten Co-Therapeuten konsultiert hatten, den Ernährungsempfehlungen unserer Klinik gefolgt sind oder seelische und geistige Heilung in die Therapie mit einbezogen hatten.

Selbstverständlich haben wir auch nach 2008 unser Konzept weiter verbessert, insbesondere durch die optimierte Zusammenarbeit mit den Therapeuten unterschiedlicher Fachrichtungen.

Nachuntersuchung, Ergebnisse

Bereits bei einer Sanierungstiefe von 90 Prozent (die wir durchschnittlich erreicht haben) zeigte sich eine sechzigprozentige Verbesserung des allgemeinen Gesundheitszustandes der Patienten (Abbildung 5). Verbesserungen ergaben sich also nicht nur im Zahn- und Kiefersystem, sondern auch im Immunsystem, den Gelenken, der Verdauung und anderen Organen beziehungsweise Systemen. Dies bedeutet, dass bei einer sehr konsequenten, nahezu oder tatsächlich hundertprozentigen Sanierungstiefe mit einer Verbesserung der angegebenen Beschwerden von rund 60 Prozent zu rechnen ist (blauer Balken).

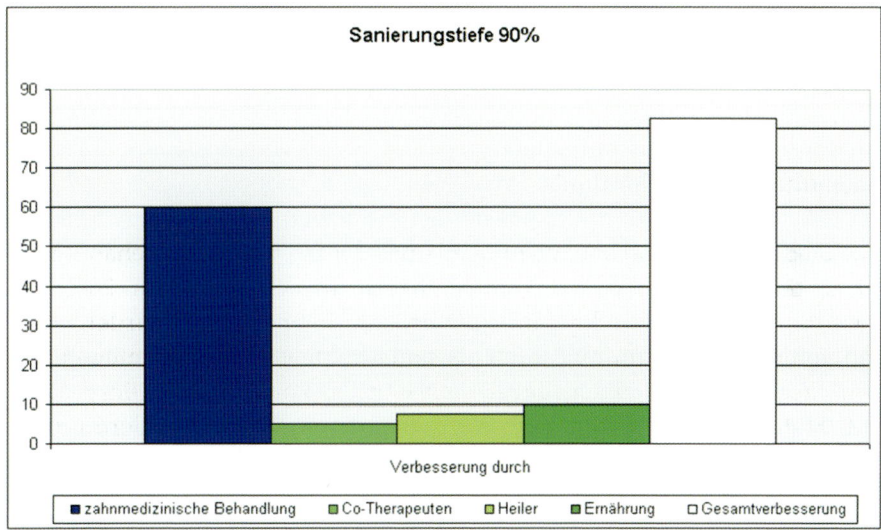

Abbildung 5: Gesamtverbesserung bei 90 Prozent Sanierungstiefe; der Behandlungserfolg durch zahnmedizinische Behandlung (blauer Balken) kann durch ein ganzheitliches Konzept nochmals deutlich gesteigert werden (weißer Balken).

Es ist einerseits überraschend, wie sehr zahnmedizinische Aspekte den Gesamtorganismus beeinflussen können, andererseits war und ist es natürlich unser Ziel, eine noch höhere Erfolgsquote zu erreichen. Durch die zahnmedizinische Behandlung alleine scheint dies allerdings kaum möglich, da man nicht noch konsequenter vorgehen kann, als dies in unserer Klinik bereits getan wird. Deshalb hatten wir bereits in früheren Jahren sehr intensiv ein umfangreiches Netzwerk von Therapeuten unterschiedlicher Fachrichtungen gepflegt: Die grünen Balken zeigen zusätzliche Verbesserungen durch medizinisch ausgebildete Co-Therapeuten, Heiler und Ernährungsempfehlungen. Mit diesen Maßnahmen konnte die Gesamtverbesserung aller Erkrankungen und Beschwerden der Patienten (in den Jahren 2005 bis 2008) in unserer Klinik auf über 80 Prozent gesteigert werden (weißer Balken).

Aufgegliedert nach einzelnen Themenbereichen konnten wir im Ergebnis sehr unterschiedliche Erfolge feststellen. Exemplarisch seien hier die Ergebnisse der Auswertungen für den Kopfbereich (Abbildung 6), für entzündliche Prozesse (Abbildung 7), für Beschwerden beziehungsweise Erkrankungen aus dem psychischen Formenkreis (Abbildung 8) und schließlich für Veränderungen in einzelnen Organsystemen (Abbildung 9) dargestellt.

Wie nicht anders zu erwarten, sind die Möglichkeiten der Beeinflussung von Beschwerden oder Erkrankungen im Kopfbereich durch zahnmedizinische Behandlungen besonders gut. Auch hier gibt es jedoch Beschwerdebilder, die offensichtlich eine multikausale Genese haben, und daher vergleichsweise geringe Erfolgsraten im Bereich von 50 bis 60 Prozent aufweisen.

Dennoch ist festzuhalten, dass wir mit der Untersuchung nachweisen konnten, dass das Zahn- und Kiefersystem auf die meisten gesundheitlichen Prozesse im Körper einen nicht unerheblichen Einfluss hat. Wir gehen davon aus, dass insbesondere durch die enge Zusammenarbeit mit Medizinern aus anderen Fachrichtungen weitere Verbesserungen erzielt werden können.

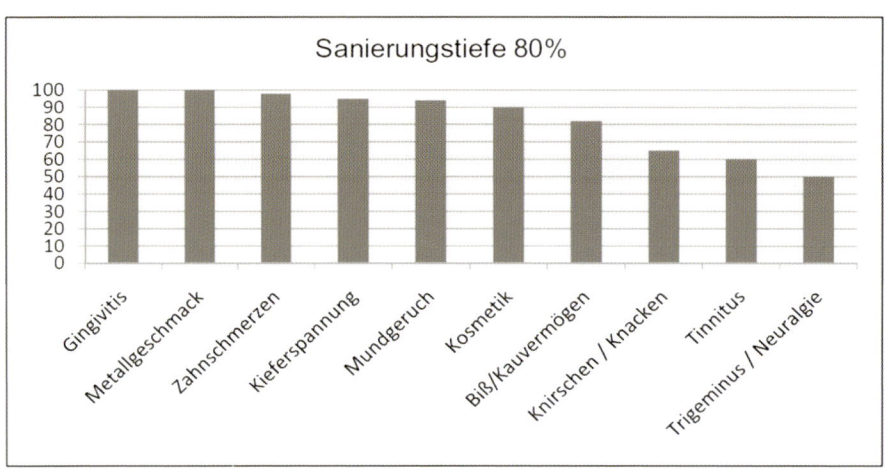

Abbildung 6: *Darstellung der Veränderungen von Beschwerden und Erkrankungen im Kopfbereich. Grundlage war eine Sanierungstiefe dieser Patienten von 80 Prozent.*

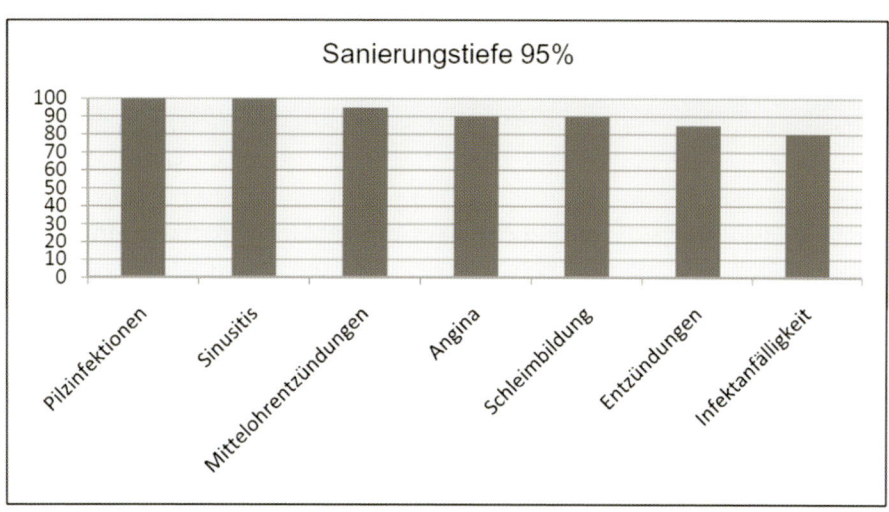

Abbildung 7: Darstellung der Veränderungen von entzündlichen Prozessen. Grundlage war eine Sanierungstiefe dieser Patienten von 95 Prozent.

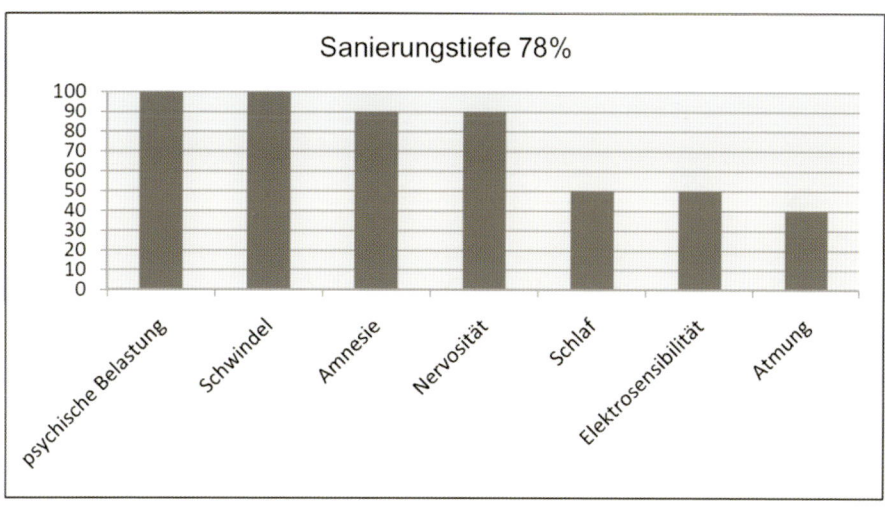

Abbildung 8: Darstellung der Veränderungen von Beschwerden und Erkrankungen aus dem psychischen Formenkreis. Grundlage war eine Sanierungstiefe dieser Patienten von 78 Prozent.

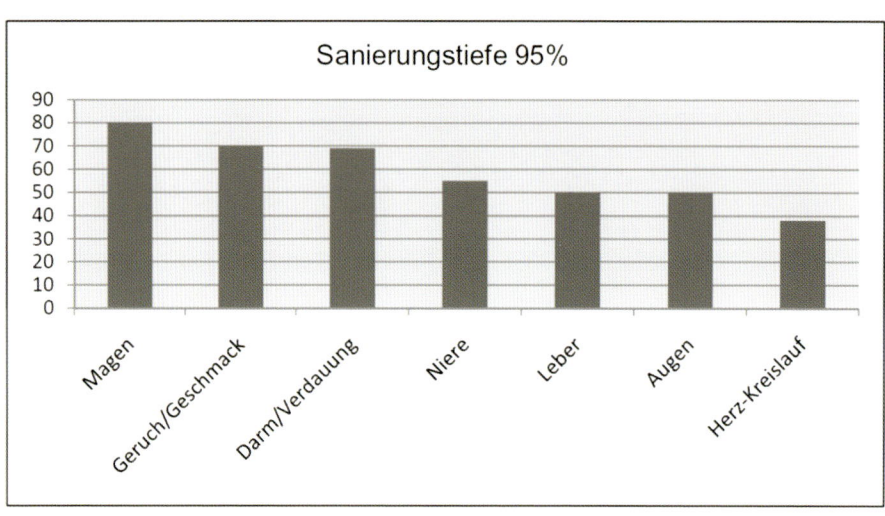

Abbildung 9: Darstellung der Veränderungen von Beschwerden und Erkrankungen verschie-
dener Organsysteme. Grundlage war eine Sanierungstiefe dieser Patienten von 95 Prozent.

Teil 2:
Belastungen für die Gesundheit aus dem Mund- und Kieferbereich

4. Belastungen durch Fremdmaterialien im Mund

4.1. Metalle und Legierungen

In der Zahnmedizin werden zurzeit (noch) die verschiedensten Metalle verwendet, vorzugsweise in Legierungsform oder als Amalgam[1], also als Verbindung verschiedener Metalle. Auf dem Dentalmarkt sind mehrere tausend Legierungen bekannt. Seit 1998 dürfen in Europa nur noch CE-zertifizierte Medizinprodukte in den Verkehr gebracht werden. Allerdings sind die Zertifizierungsstandards nicht in allen Ländern gleich. Eine Reihe von Herstellern führt Legierungen mit gleichem Namen aber unterschiedlicher Zusammensetzung. Legierungsbestandteile unter einem Prozent müssen nicht mehr ausgewiesen werden.
Als Reinmetalle werden ausschließlich Titan und teilweise Gold verwendet.

Reintitan stellt das Material dar, aus dem mehr als 95 Prozent der Zahnimplantate gefertigt sind. Die Vorteile des Titans liegen neben den besonderen immunologischen Eigenschaften in dem geringen spezifischen Gewicht, der mechanischen Stabilität und der geringen Wärmeleitfähigkeit. Aus diesen Gründen wird Reintitan neben Titanlegierungen auch häufig für künstliche Gelenke und Osteosynthese-Platten[2] verwendet. Über alternative Materialien wird in diesem Zusammenhang nur in sehr geringem Umfang diskutiert. In der Zahnmedizin wird die Diskussion über die Verträglichkeit von Titan deutlich emotionaler als in der Orthopädie geführt. Die Frage ist insbesondere, ob nicht Titan im Mund anders bewertet werden muss als in anderen Fachgebieten. Der Grund liegt darin, dass im Mund ein spezielles, besonders aggressives Milieu vorherrscht, verglichen mit anderen Lokalisationen, an denen Titan im Körper eingebracht wird. Eine sehr entscheidende Frage in diesem Zusammenhang ist auch, ob es eine individuelle Unverträglichkeit von einzelnen Menschen auf Titan gibt. Verantwortlich für Missverständnisse zwischen Befürwortern und Gegnern der Titanverwendung ist häufig die unterschiedliche Interpretation von Begriffen, so zum Beispiel werden die Begriffe „Unverträglichkeit, Allergie und Entzündungsreaktion" häufig in einen Topf geworfen. Echte Allergien

---

[1] Amalgame stellen eine Sonderform von Legierungen dar. In der Chemie werden die Legierungen des Quecksilbers als Amalgame bezeichnet.

[2] Metallplatten, mit denen Knochenbrüche wieder fixiert werden.

auf Titan sind im Unterschied zu anderen Metallen selten. Diese Tatsache hat dazu geführt, dass Titan bis heute nicht selten als biokompatibel angesehen wird. Diese Annahme ist aber nur richtig, wenn man damit meint, dass Titan keine Allergien oder Unverträglichkeiten auslöst. Sie ist falsch, wenn man damit meint, dass es vom Immunsystem nicht wahrgenommen würde. Tatsache ist, dass Titan über einen anderen immunologischen Mechanismus im Organismus zu unerwünschten Nebenwirkungen führen kann, nämlich als Entzündungsantwort, die auf einer teilweise genetisch determinierten gesteigerten Entzündungs-bereitschaft nach Kontakt mit partikulärem Abrieb von Titan beruht. Die erhöhte Bereitschaft des Körpers, auf Titan mit einer massiven Entzündung zu reagieren, ist bei etwa 15 Prozent der Bevölkerung infolge genetischer Variationen vorhanden.

Im Jahr 1958 (22) wurde zu Metalllegierungen im Mund, speziell Amal-gamfüllungen in einer zahnärztlichen Fachzeitschrift folgendes geäußert: "Es kann nun durchaus nicht bestritten werden, dass durch diese im Munde auftretenden Potentialdifferenzen[1] Schädigungen auftreten. Soweit diese Schädigungen lediglich unsere Werkstoffe betreffen, sind sie, so unan-genehm sie auch im Einzelfall sein mögen, korrigierbar und reparierbar. Unangenehmer sind die ausgelösten Krankheitserscheinungen an der Mundschleimhaut, an tieferen Gewebspartien und sogar auftretende Fernschäden, die als Intoxikationserscheinungen, (…) allergische Phaeno-mene (Haut) und sehr lästige neurologische[2] Erscheinungen bekannt geworden sind. Ich muss aber hier betonen, dass diese Erkenntnisse nicht jüngsten Datums sind."

4.2. Amalgame

In der Zahnmedizin verwendete Amalgame sind Metallmischungen, die zu mindestens 50 Prozent Quecksilber (Hg) enthalten (Abbildung 10).

Quecksilber ist eine der giftigsten Substanzen, die wir kennen und das giftigste nicht radioaktive Element, die/das bislang auf unserer Welt gefunden wurde. Nur verschiedene radioaktive Elemente wurden bislang

---

[1] Spannungsunterschied zwischen zwei Polen. Praktisch bedeutet dies, dass durch Metalle im Mund eine Batterie entsteht, es fließt Strom.

[2] Die Nerven betreffend.

als giftiger klassifiziert (16). Selbst wegen ihrer starken Toxizität bekannte Schwermetalle wie Blei, Kadmium oder Arsen gelten als weniger giftig. Quecksilber ist ein besonderes Metall, denn es ist das einzige Metall, das bei Raumtemperatur flüssig ist. Das führt dazu, das Quecksilber bereits bei Raumtemperatur Dämpfe freisetzt, die nach Angaben der Hersteller giftig sind, sich im Körper kumulieren[1] und schädlich für das zentrale Nervensystem sind (23).

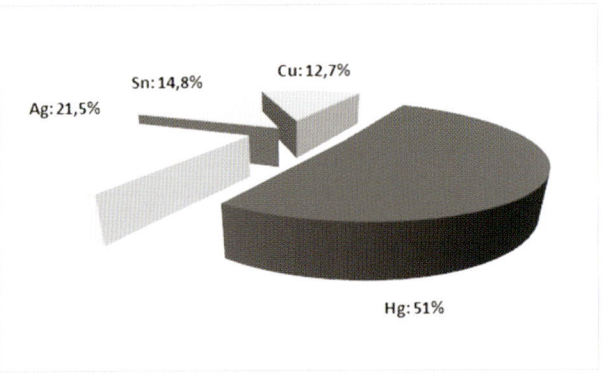

Abbildung 10: Exemplarische Zusammensetzung einer Amalgamfüllung nach Hersteller-angaben (24) mit 51 Prozent Quecksilber (Hg), 21,5 Prozent Silber (Ag), 14,8 Prozent Zinn (Sn) und 12,7 Prozent Kupfer (Cu).

---

[1] ansammeln.

Quecksilber gehört zu den Übergangsmetallen. Das bedeutet, dass Quecksilber leicht Elektronen[1] abgibt und feste Verbindungen mit organischen[2] wie auch mit anorganischen[3] Molekülen eingeht.

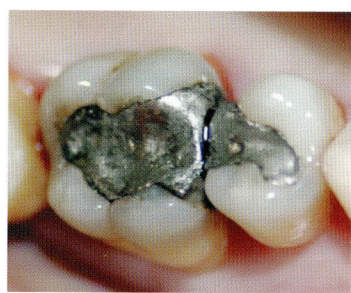

Abbildung 11 : Typische Ansicht älterer Amalgamfüllungen. Die Oberfläche ist stark korrodiert, hat eine raue, matt schwarze Oberfläche. Die Ränder der Füllungen sind deutlich undicht. Interessanterweise entsteht in diesen Bereichen aber sehr selten neue Karies. Der Grund dürfte sein, dass die Metalle des Amalgams, allen voran das Quecksilber nicht nur für den Menschen, sondern auch für Bakterien giftig sind.

Quecksilber im Körper

Das Quecksilber aus Amalgamfüllungen gelangt über verschiedene Wege in den Körper.

---

[1] Das Elektron ist das leichteste elektrisch geladene Elementarteilchen. In Atomen und in Ionen bilden Elektronen die Elektronenhülle. Die freie Beweglichkeit einiger der Elektronen in Metallen ist die Ursache für die elektrische Leitfähigkeit von metallischen Leitern (Quelle: Wikipedia).

[2] Organische Moleküle sind, von Ausnahmen abgesehen, Verbindungen des Kohlenstoffs (chemisches Element C). Dazu gehören auch alle Bausteine des derzeit bekannten Lebens. Es sind etwa 19 Millionen organische Verbindungen bekannt (Quelle: Wikipedia).

[3] Als anorganisch werden Moleküle bezeichnet, die keinen Kohlenstoff enthalten. Die bekannteste anorganische Verbindung ist sicherlich H_2O (Wasser). Anorganische und organische Chemie unterscheiden sich vielfach in Reaktionsmechanismen und Stoffstrukturen (Quelle: Wikipedia).

Es kann über die Pulpa[1] direkt oder über die Schleimhäute oder das Zahnfleisch in den Kieferknochen gelangen. Von dort kann es über die Nervenbahnen des Trigeminusnervs[2], über das vegetative Nervensystem[3] oder die Blutgefäße sowohl ins Gehirn als auch den gesamten übrigen Körper gelangen.

Quecksilberdämpfe gelangen mit der Atemluft in die Lungen. Dort wird das elementare Quecksilber zu einem sehr hohen Prozentsatz aufgenommen. Ionisiertes Quecksilber (Hg^{2+}), aber auch andere positiv geladene Metallionen können sehr stark an Proteine über Sulfhydryl-Gruppen (SH-Gruppen) anbinden. Die roten Blutkörperchen (Hämoglobin) enthalten besonders viele SH-Gruppen. Dadurch können ionisierte Metalle über den Blutweg viele Schlüsselstellen im Körper erreichen (Enzyme, Coenzyme, Neurotransmitter, die Blut-Hirn-Schranke, etc.). Die veränderten Proteine führen unter anderem zu einer veränderten Wirkung von Enzymen, Coenzymen, Neurotransmittern und können dadurch ihre vorgesehenen Aufgaben dann nicht mehr wahrnehmen. Durch diesen Mechanismus können schon geringe Mengen von Metallionen dramatische Auswirkungen auf Stoffwechselprozesse haben.

Weiterhin kann Quecksilber über die Nasenschleimhaut entlang des Riechnerven[4] direkt ins Gehirn oder über andere Nerven in den Bereich der Hypophyse gelangen.

Von den Herstellern selbst werden Quecksilberdämpfe als giftig beim Einatmen bezeichnet und davor gewarnt, dass sich Quecksilber im Körper ablagert und die Gefahr kumulativer Auswirkungen besteht (24). Die Hersteller empfehlen daher die Verwendung von Atemschutz. Angesichts der Kumulierung von Quecksilber erscheint auch ein Grenzwert für die

---

[1] Hohlraum in einem Zahn, in dem Blut- und Lymphgefäße sowie Nerven verlaufen.

[2] Der nervus trigeminus ist der Gesichtsnerv, der über drei Hauptäste für den überwiegenden Teil der Sensibilität im Gesichtsbereich verantwortlich ist. Wie alle Hirnnerven, verläuft er durch die Schädelbasis direkt in das menschliche Gehirn.

[3] Über das vegetative Nervensystem werden die lebenswichtigen Funktionen wie Herzschlag, Atmung, Blutdruck, Verdauung und Stoffwechsel kontrolliert.

[4] Der nervus olfactorius ist der Nerv, der für den Geruchssinn verantwortlich ist. Wie alle Hirnnerven, verläuft er durch die Schädelbasis direkt in das menschliche Gehirn.

Atemluft hinfällig, da die Dauer der Belastung damit nicht erfasst wird und somit ein entscheidender Parameter außer Acht gelassen wird.

Bedenklich ist, dass selbst die WHO (Weltgesundheitsorganisation) eingesteht, dass alle messbaren Indikatoren wie Quecksilbergehalt im Blut oder Urin keine Korrelation zu den Konzentrationen von Quecksilber in kritischen Organen wie den Nieren oder dem Gehirn aufweisen. Es ist somit Fakt, dass alle Studien und Übersichtsarbeiten, die auf der Messung dieser Biomarker basieren, unbrauchbar sind. Gleichwohl stützen sich praktisch alle pro-Amalgam-Studien auf diese (unsinnigen und unbrauchbaren) Messungen.

Die klinisch sichtbare, gesundheitliche Auswirkung einer chronischen Vergiftung ist von Mensch zu Mensch unterschiedlich. Hier spielen die individuelle Konstitution, die Verfügbarkeit für „innere" Entgiftungs- faktoren, genetische Faktoren, die Ernährung und andere Regelgrößen eine entscheidende Rolle.

Umdenken? Nein danke!

Die EU, weltweit größter Exporteur von Quecksilber hat mittlerweile die Gefahren, die von diesem Stoff ausgehen erkannt und die Verwendung von Quecksilber stark eingeschränkt. Zwar gesteht auch die EU-Kommission ein, was auch durch neueste wissenschaftliche Untersuchungen belegt ist, nämlich dass „in den Industrieländern (...) die Hauptquelle der Queck- silberexposition die Einatmung von Quecksilberdampf aus zahnmedi- zinischem Amalgam" ist (25, 26). Allerdings schließt die Kommission daraus keinen Handlungs- sondern lediglich weiteren Untersuchungsbedarf. Offen- sichtlich ist derzeit die einzig sichere Verwahrungsmöglichkeit von Queck- silber der Mund von Menschen.

Dies drückt auch die weiterhin etablierte Meinung in der Zahnärzteschaft aus. Zitate aus einer zahnärztlichen Newsgroup aus dem Jahr 2010:

„(...) dass Amalgamträger und Amalgamverarbeiter einfach die unproblema- tischeren Menschen sind und deshalb besser und länger leben (...)"

„(...) sollte man sich die positiven (signifikanten?) Effekte von Amalgam auf die psychosoziale Gesundheit noch einmal genauer anschauen (...)"

„(…) Es ist nicht ausgeschlossen, dass sich Hg eines Tages noch als nützliches Spurenelement entpuppen könnte (…)"

Angesichts erhöhter Selbstmordraten unter Zahnärzten, die von Autoren einer schwedischen Studie (27) unter anderem durch den regelmäßigen Kontakt mit dem extrem neurotoxische Quecksilber in Verbindung gebracht wurden, können diese Aussagen nur als das „Pfeifen im Keller" interpretiert werden.

Spätestens beim Entfernen des Amalgams aus dem Mund wird aus dem „perfekten Füllungsmaterial" allerdings wieder ein giftiger Problemstoff, dessen fachgerechte Entsorgung nachweispflichtig ist. Amalgamreste, die aus dem Mund eines Menschen entfernt werden, sind rechtlich gesehen Sondermüll. Die Füllungen dürfen nur an zahnärztlichen Behandlungseinheiten entfernt werden, die mit Amalgamabscheidern mit einem Wirkungsgrad von mindesten 95 Prozent ausgestattet sind. Dies schreibt die Abwasserverordnung der Bundesrepublik Deutschland von 2004 vor. Die sachgerechte Entsorgung der Amalgamabfälle und der aus dem Wasser gefilterten Amalgamrückstände muss bei den zuständigen Behörden nachgewiesen werden.

Ein kleiner historischer Ausflug

Die sogenannte Minamata-Krankheit ist eine chronische Vergiftung durch organische Quecksilber-Verbindungen, die erstmals Mitte der 1950er Jahre an der japanischen Küste in der Umgebung der Stadt Minamata auftrat. Symptome waren zunächst nur Müdigkeit, Kopf- und Gliederschmerzen, später Ataxie[1], Lähmungen, Psychosen[2], in schweren Fällen Koma, die Krankheit endete dann nicht selten tödlich.
Minamata wurde dabei weltweit zum Begriff für Umweltschäden durch unkontrollierte Verklappung von Abfällen, als sich in dem Ort Mitte der 1950er Jahre Schädigungen am zentralen Nervensystem von Menschen und Tieren zeigten, die bald auf die Aufnahme von Quecksilberverbindungen aus Lebensmitteln und Trinkwasser zurückgeführt werden konnten. Erst

---

[1] Störungen der Bewegungskoordination, Unfähigkeit eine bestimmte Bewegung auszuführen.

[2] Als Psychose bezeichnet man eine schwere psychische Störung, die mit einem zeitweiligen weitgehenden Verlust des Realitätsbezugs einhergeht   (Quelle: Wikipedia).

nach einer staatlichen Untersuchung musste der Chemiekonzern Chisso zugeben, dass die Einleitung von Methylquecksilber ins Meerwasser zu einer dramatischen Anreicherung von Quecksilberverbindungen in den Meeresalgen und somit in den Fischen, dem Hauptlebensmittel der Einwohner des Küstenortes, geführt hatte. Nach heutigen Schätzungen wurden etwa 17.000 Menschen durch die Quecksilberverbindungen mehr oder weniger schwer geschädigt.

Ein zweiter Fall einer solchen Massenerkrankung in Japan ereignete sich um das Jahr 1964 am Fluss Agano, wo die Firma Shōwa Denkō den gleichen Produktionsprozess wie Chisso in Minamata unterhielt.

Anmerkung zu diesem Ausflug in die Historie: Methylquecksilber entsteht auch im menschlichen Körper durch die chemische Verbindung von Quecksilber und organischen Molekülen (siehe Kapitel 5.5., lipophile Supertoxine)!

4.3. Oxidativer Stress

Neben anderen Entgiftungsmöglichkeiten spielt reduziertes Glutathion (GSH) beim Schutz der Zelle vor Zerstörung durch freie Sauerstoffradikale[1] (reactive oxygen species = ROS) oder Schwermetalle eine zentrale Rolle. Die Überproduktion von ROS wird als oxidativer Stress bezeichnet. In den meisten Fällen resultiert oxidativer Stress aus einer Fehlfunktion des mitochondrialen Elektronentransportsystems. Mitochondrien sind die „Kraftwerke" der Zellen. Sie stellen das energiereiche ATP (Adenosintriphosphat), den universellen Energieträger in lebenden Organismen zur Verfügung.

Ein kleiner literarischer Ausflug

Der Biochemiker Gottfried Schatz schrieb 2006 in Jeff's view on science and scientists (28): „Halte jemandes Hand und fühle ihre Wärme. Gramm für Gramm wandelt sie 10.000 Mal mehr Energie um als die Sonne. Schwer zu glauben? Hier sind die Zahlen: Im Durchschnitt wiegt ein Mensch 70 Kilogramm und verbraucht täglich etwa 12.600 Kilojoule; das ergibt etwa 2 Millijoule / Gramm und Sekunde, oder 2 Milliwatt / Gramm. Für die Sonne

---

[1] Für den Organismus schädliche Formen des Sauerstoffs, die bei verschiedensten Erkrankungen sowie beim Altern eine wesentliche Rolle spielen (Quelle: Wikipedia).

sind es nur mickrige 0,2 Mikrojoule / Gramm und Sekunde. Einige Bakterien, wie etwa das Bodenbakterium Azotobacter, können sogar bis zu 10 Joule / Gramm und Sekunde umwandeln und übertreffen die Sonne also um einen Faktor von 50 Millionen. Ich bin warm, weil im Inneren jeder meiner Körperzellen Dutzende, Hunderte oder sogar Tausende von Mitochondrien die von mir verzehrte Nahrung verbrennen."

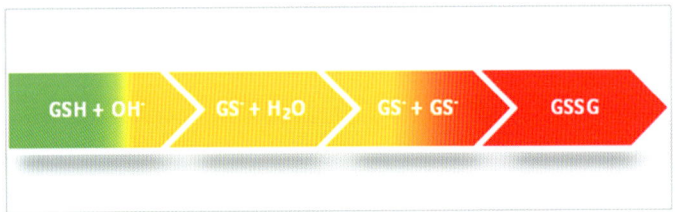

Abbildung 12: Reduziertes Glutathion (GSH) wird durch ROS oxidiert (GS⁻). Freie Sauerstoffradikale werden dadurch gebunden, bis das Glutathion (GSH) vollständig verbraucht ist.

Die Fehlfunktion in den Mitochondrien kann hervorgerufen werden durch sehr reaktive schwefelhaltige Toxine wie sie von Bakterien oder Pilzen gebildet werden oder durch Schwermetalle wie Quecksilber. Durch die Überproduktion von ROS (reactive oxygen species) wird zunächst das vorhandene reduzierte Glutathion oxidiert (GS⁻) und damit verbraucht. Das entstehende GSSG-Molekül ist der erste Schritt zur nicht natürlichen Apoptose[1], die Zellen sterben also früher als im biologischen Programm geplant ab.

Durch die Fehlsteuerung der Mitochondrienfunktion kann ein einziges Molekül Toxin oder Schwermetall viele tausend Moleküle ROS produzieren.

---

[1] Als Apoptose wird der programmierte Zelltod bezeichnet.

Wenn das schützende reduzierte Glutathion verbraucht ist, reagieren die freien Radikale unter anderem mit Fetten, Proteinen, DNA[1] und RNA[2]. Sie verursachen dort massive Schäden bis hin zum Zelltod. Dies kann die verschiedensten chronischen Erkrankungen auslösen.

Oxidativer Stress gilt als Ursache des Alterns, wird aber auch für die Entstehung chronischer Erkrankungen verantwortlich gemacht.

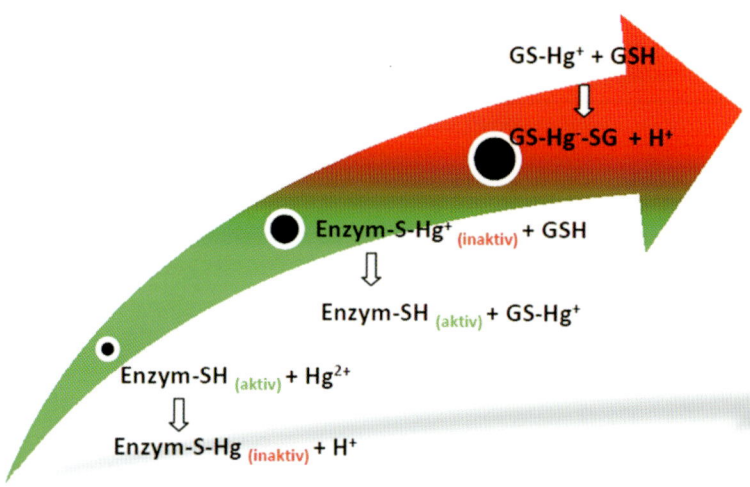

Abbildung 13: Aktive Enzyme werden durch Hg inaktiviert, reduziertest Glutathion kann diese wieder aktivieren, wird dabei verbraucht und als GS-Hg-SG ausgeschieden.

Schwermetalle können Enzyme deaktivieren und damit den Stoffwechsel des Körpers negativ beeinflussen. Glutathion schützt den Körper nicht nur vor oxidativem Stress, sondern auch vor Schäden durch Schwermetalle, indem es Quecksilber aus organischen Verbindungen (zum Beispiel an Enzymen) löst und dadurch für den Körper unschädlich macht. Das entstehende Molekül GS-Hg-SG ist wahrscheinlich die häufigste Form, wie

---

[1] Die Desoxyribonukleinsäure (= DNS beziehungsweise im engl. DNA) ist ein in allen Lebewesen vorkommendes Biomolekül und die Trägerin der Erbinformation (Quelle: Wikipedia).

[2] Eine wesentliche Funktion der RNA, deutsch RNS (Ribonukleinsäure) in der Zelle ist die Umsetzung von genetischer Information (Quelle: Wikipedia).

Quecksilber aus dem Körper ausgeschieden wird. Der Abtransport erfolgt über das biläre Transportsystem der Leber, das Quecksilber wird also über den Stuhl (nicht die Nieren) ausgeschieden. Die Entgiftung der Zelle durch Glutathion ist aber nur im intrazellulären Raum möglich. Quecksilber, das in die Mitochondrien gelangt, führt zum Tod der Mitochondrien und am Ende zum der Zellen.

Es ist offensichtlich, dass die individuelle Entgiftungsfähigkeit eines Menschen unter anderem davon abhängt, wie viel Glutathion zur Verfügung steht. Es ist deshalb im Rahmen eines ganzheitlichen Behandlungskonzeptes extrem wichtig, den oxidativen Stress möglichst zu reduzieren.

Der Glutathionspiegel und das Verhältnis von GSH zu GSSG können mittels Blutanalyse gemessen werden. Ein hoher Glutathionspiegel ist für die Gesundheit essentiell.
Bisher dargestellt wurden

- der Schutz von biologischen Systemen vor Oxidation und
- die Funktion als „natürlicher Chelator[1]" bei der Entgiftung von Metallen wie Quecksilber, Blei, Cadmium etc.

Weitere Funktionen des reduzierten Glutathion:

- GSH ist ein organisches Antidot[2] gegen Toxine, indem es durch die Glutathion-S-Transferase (GST) an Toxine gebunden, diese wasserlöslich macht und schließlich als GS-Toxin-Komplex ausgeschieden wird.
- GSH ist ein Toxin-Inhibitor, der die Aktivität von Hefe- und Pilztoxinen reduzieren kann.
- GSH schützt vor viralen Infektionen, indem es an die Oberflächen von Viren bindet und damit das Eindringen in die menschlichen Zellen verhindert.

---

[1] Ein Chelator ist eine chemische Verbindung, die ein Metallion über mindestens zwei Bindungsstellen fixiert. Die Bindung zwischen Chelator und Metallion ist dadurch sehr fest, der Chelator „verliert" das Ion nicht mehr auf seinem Weg bis zur Ausscheidung aus dem Körper.

[2] Gegengift.

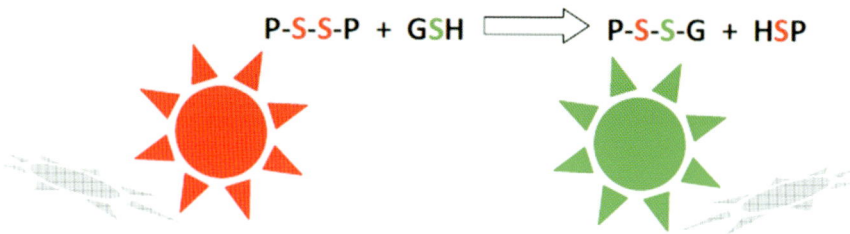

$$P\text{-}S\text{-}S\text{-}P + GSH \Longrightarrow P\text{-}S\text{-}S\text{-}G + HSP$$

Abbildung 14: Die Virusoberfläche wird durch die Reaktion an der Disulfidbrücke mit einer SG-Gruppe markiert, das Virus wird ausgeschieden, eine Replikation des Virus wird verhindert.

Es ist also nicht verwunderlich, dass vor allem ältere Menschen, bei denen der GSH-Spiegel häufig niedrig ist, vom Influenzavirus besonders stark bedroht sind oder sich das HI-Virus insbesondere bei Menschen, deren oxidativer Stress durch unterschiedliche Faktoren sehr hoch ist, besonders gut verbreiten kann, wenn man sich die Funktion des reduzierten Glutathion vor Augen führt.

4.4. Kunststoffe und andere Materialien

Kunststoffe haben heute in der Zahnmedizin ein sehr breites Einsatzgebiet. Sie finden sich in Klebstoffen, Füllungsmaterialien und Zahnprothesen. Eine metallfreie Zahnmedizin ohne Kunststoffe ist zurzeit nur schwer vorstellbar. Leider wird die Zusammensetzung der Materialien von den Herstellern völlig unzureichend deklariert. Immer wieder finden sich problematische Stoffe wie Bisphenol A[1] (BPA). Zahlreiche Forscher sehen einen Zusammenhang zwischen zunehmender Unfruchtbarkeit bei Männern und der im Alltag verwendeten Kunststoffmenge. Neue Studien deuten auf einen Zusammenhang zwischen Diabetes, Herz-Kreislauf-Problemen, fehlender Libido, Fettleibigkeit und einem erhöhten BPA-Spiegel im Blut hin (29).

Folgende systemischen Nebenwirkungen von Kunststoffen sind heute bekannt (30):

---

[1] Bisphenol A (BPA) dient vor allem als Ausgangsstoff zur Herstellung von Kunststoffen.

- Allergien
  Allergische Reaktionen, selten eine Typ-I-Allergie (vom Hautausschlag bis zum anaphylaktischen Schock), meist eine Typ-IV-Allergie (typisch Schleimhautentzündung).

- Toxizität
  Sämtliche Bestandteile von Kunststoffen und Kunststoffklebern sind potentiell toxisch.

- Mutagenität[1]
  Der häufig vorhandene Bestandteil TEGDMA ist bereits in nicht-toxischen Konzentrationen mutagen. Das Glutaraldehyd (zum Beispiel in Dentinadhäsiven) war bei In-Vitro-Tests mutagen. DMPT, ein weit verbreiteter Co-Initiator bei Lichthärtung von Kunststoffen, induziert numerische Chromosomenveränderungen. Bei Methylmethacrylat-Dämpfen sind ab einer bestimmten Konzentration Chromosomen-veränderungen, also Veränderungen der Erbsubstanz gesichert.

- Hormonwirkung
  Ein Bestandteil des Bis-G(D)MA ist das Bisphenol A. Dieses kann sich an die Östrogen-Rezeptoren der Zellen binden und damit eine östro-genähnliche Reaktion im Organismus hervorrufen.

---

[1] Mutagene Stoffe führen zu Chromosomenaberrationen, sie verändern also die Erbsubstanz eines biologischen Organismus.

5. Belastungen durch Zahn- und Kieferherde

5.1. Physiologische und energetische Wirkmechanismen

Nicht jede Erkrankung hat ihre Ursache im Zahn- oder Kieferbereich. Nach unserer Erfahrung können Zahnherde aber einen schädigenden Einfluss auf den menschlichen Organismus haben. Dies konnte inzwischen durch zahnärztliche Kollegen auch wissenschaftlich dokumentiert werden (31). Nachweisbar sind toxische und immunologische[1] Reaktionen. Dabei kann es sich um Prozesse handeln, die nicht lokal beschränkt sind, sondern sich über den Blutkreislauf, die Nerven- oder Lymphbahnen verbreiten. Auf diese Weise wirken sie sich systemisch auf den gesamten Organismus aus. Sie können sich in Form von akuten oder chronischen Erkrankungen manifestieren.

Mögliche Herde im Kieferbereich sind:

- Gingivitis und Parodontitis[2]
- Restentzündungen nach Zahnentfernungen, NICO
- Wurzelkanalbehandelte Zähne
- Fremdkörper im Knochen
- Wurzelreste oder Sequester[3]

Zahnherde können aber auch Störfelder darstellen, die auf der energetischen Ebene eine Fernwirkung auf andere Bereiche des Organismus über die Meridiane[4] haben.

---

[1] Die körperliche Abwehr von Fremdstoffen in einem biologischen Organismus.

[2] Zahnfleischentzündung beziehungsweise Entzündung des gesamten Zahnhalteapparates.

[3] Stück eines devitalen, abgestorbenen Kieferknochens.

[4] Meridiane sind in der Traditionellen chinesischen Medizin (TCM) Kanäle, in denen die Lebensenergie (Qi) fließt. Nach diesen Vorstellungen gibt es zwölf Hauptmeridiane. Jeder Meridian ist einem Organ beziehungsweise Organsystem zugeordnet. Auf den Meridianen liegen die Akupunkturpunkte (Quelle: Wikipedia).

Die sorgfältige und sachgerechte Beseitigung von Zahn- und Kieferherden kann deshalb unterschiedlichste Beschwerden und Erkrankungen zum Verschwinden bringen.

5.2. Gingivitis und Parodontitis

Gingivitis und Parodontitis sind, neben Karies die häufigsten Erkrankungen im Mundbereich. Sie heilen nicht selbstständig aus.

Die Gingivitis bezeichnet die Entzündung des Zahnfleisches. Sie ist in der Regel reversibel, das heißt durch geeignete Maßnahmen kann eine Wiederherstellung des ursprünglichen Zustandes (restitutio ad integrum) erreicht werden. Das klassische Experiment zu Ursache und Therapie der Gingivitis stammt bereits aus den 1960er Jahren. Es beschreibt eindrucksvoll, dass die Gingivitis eine bakteriell bedingte Erkrankung ist, die in kurzer Zeit durch entsprechende Prophylaxemaßnahmen geheilt werden kann.

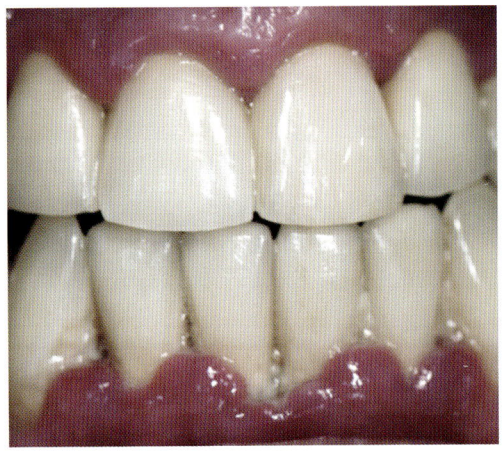

Abbildung 15: Ein stark angeschwollenes, deutlich gerötetes Zahnfleisch sind die Leitsymptome einer Zahnfleischentzündung (=Gingivitis). Bereits auf leichte Berührung treten Blutungen auf. Bei der Parodontitis kommt es zu einer irreversiblen Zerstörung des Kieferknochens, die unbehandelt in jedem Fall zum Zahnverlust führt. Resultat: Der Zahn ist nicht mehr im Knochen verankert, sondern wird nur noch durch Bindegewebe am Ort gehalten.

Anders sieht es bei der Parodontitis aus. Die Ursachen für die Zerstörung des Kieferknochens, die unbehandelt im Verlust der Zähne endet, sind multifaktoriell. Der Verlauf ist meist langsam und chronisch, in vielen Fällen äußerlich lange ohne massive klinische Symptome, was die Diagnose und rechtzeitige Therapie erheblich erschwert. Es ist jedoch extrem wichtig, eine Parodontitis möglichst frühzeitig zu erkennen und ursachenspezifisch zu behandeln, weil der Verlust an Knochen weitgehend nicht reversibel[1] ist. Nicht zu Unrecht wird die Parodontitis angesichts ihrer weiten Verbreitung als Volkskrankheit bezeichnet.

Die Parodontitis ist eine entzündlich destruktive Erkrankung des Zahnhalteapparates. Die Auslöser und Co-Faktoren der Erkrankung sind nicht nur im Mund zu finden, ebenso beschränken sich die Auswirkungen ebenfalls nicht nur auf den Mundbereich.

Lokale Faktoren:

- Hohe Anzahl von Bakterien
- Spezifische Bakterien
- Zahnstatus
- Zahnstellung
- Parafunktionen
- Speichel
- Mundatmung
- *und andere*

Systemische Faktoren:

- Rauchen
- Stress / psychische Belastungen
- Ernährung
- Genetische Faktoren
- Allgemeinerkrankungen
- Medikamente
- *und andere*

Tabelle 1: Wichtige lokale und allgemeine Faktoren für die Entstehung und den weiteren Verlauf einer Parodontitis.

---

[1] Rückgängig zu machen.

Lokale Faktoren der Parodontitis

Klassischerweise wird die Parodontitis ausgelöst durch die Anwesenheit von Bakterien bei unzureichender Mundhygiene. Die Zerstörung des Zahnhalteapparats, besonders des Kieferknochen resultiert sowohl aus der Toxizität der Bakterien (beziehungsweise deren Ausscheidungsprodukten), als auch aus der Reaktion beziehungsweise Überreaktion des Immunsystems.

Die ursachenspezifische Therapie besteht im Wesentlichen in individuellen Prophylaxemaßnahmen im Rahmen eines langfristigen Prophylaxekonzeptes.

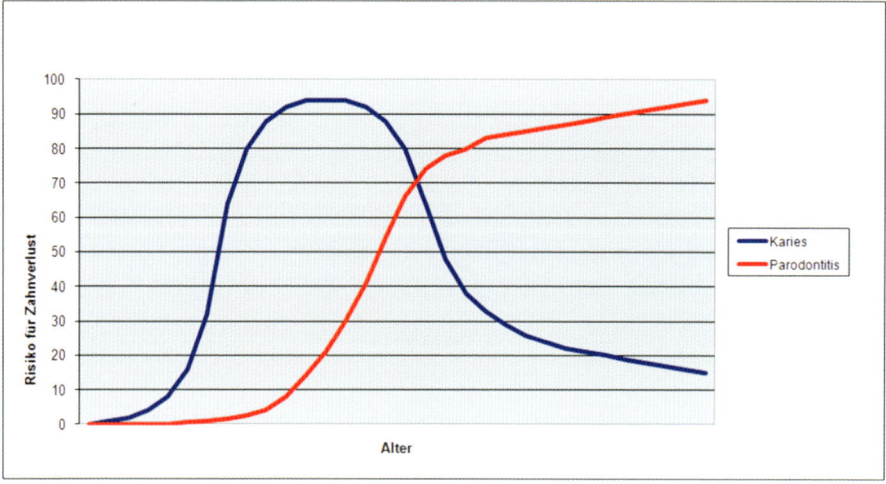

Abbildung 16: Das Risiko für Zahnverlust durch Karies sinkt mit zunehmendem Lebensalter, das Risiko, einen oder mehrere Zähne durch Parodontitis zu verlieren steigt dagegen.

In einigen Fällen resultiert die Parodontitis, insbesondere der schnelle Verlauf der Parodontitis, aus der Anwesenheit spezifischer, besonders pathogener Bakterien. Diese sogenannten Markerkeime lassen sich mit Testverfahren nachweisen und gegebenenfalls im Rahmen eines Prophylaxekonzeptes gezielt bekämpfen. Allerdings finden sich diese Markerkeime auch regelmäßig, wenn auch nicht immer, bei Menschen, die klinisch keine Parodontitis entwickeln (32).

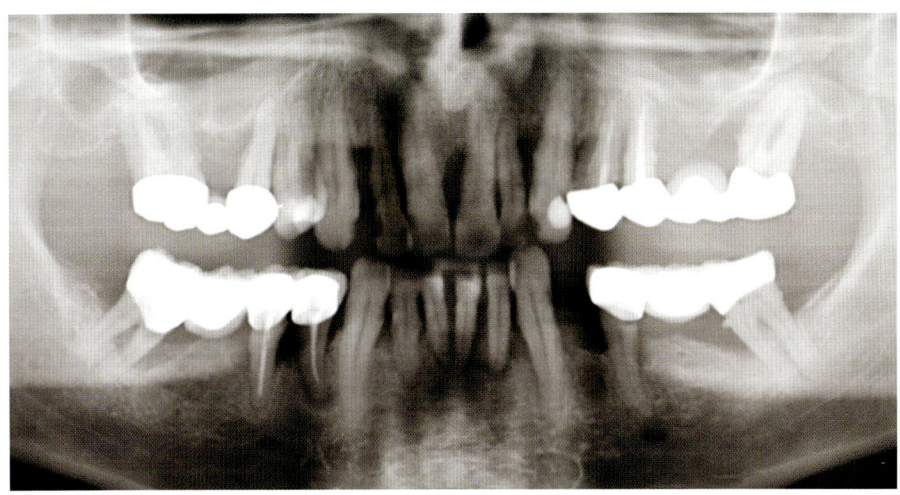

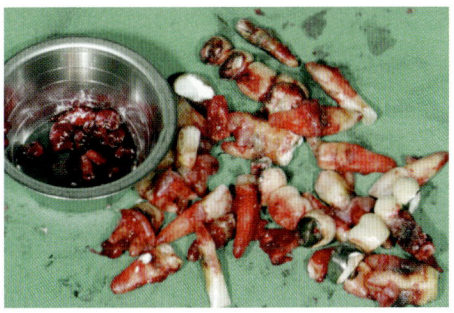

Abbildungen 17 und 18: Röntgenaufnahme vor Zahnextraktionen. Der Knochen ist generalisiert sehr stark zurückgegangen, es liegen zahlreiche Knochentaschen vor, an einigen Zähnen ist zudem eine Entzündung an der Wurzelspitze zu erkennen. Die Zähne und umfangreiches entzündlich verändertes Bindegewebe wurden vollständig entfernt.

Ein extrem wichtiger und weithin unterschätzter oder vernachlässigter Faktor sind der Zahnstatus sowie die craniomandibuläre[1] Funktion (beziehungsweise Dysfunktion) und die damit häufig verbundenen Parafunktionen. Die Parodontitis begünstigende Faktoren sind eine Überlastung der verbliebenen Zähne (bei fehlenden Zähnen) durch eine unzureichende Abstützung im Seitenzahnbereich, die Fehlbelastung und

_____

[1] Den Kopf und die Kiefer betreffend.

letztendlich Überbelastung von Zähnen bei Zahnfehlstellungen (Kippungen, Drehungen, Eng- und Lückenstände, Kontaktpunktabweichungen), Früh- und Fehlkontakte durch nicht korrekte Gestaltung der vertikalen Dimension (Höhe) oder Morphologie von zahnärztlichen Restaurationen und viele andere Faktoren. Als besonders schädlich haben sich Parafunktionen wie Pressen und Knirschen auf den Zähnen erwiesen. Die Therapie erfolgt befundorientiert funktionstherapeutisch, konservierend, prothetisch und/ oder kieferorthopädisch.

Auch die Zusammensetzung, Viskosität[1] und Menge des Speichels beeinflussen die Parodontitis, aber auch die Karies. Es existieren noch eine Reihe weiterer lokaler Faktoren, die in ihrer Relevanz aber nicht den bisher genannten entsprechen.

Allgemeine Faktoren der Parodontitis

Es fällt auf, dass lokale Faktoren bei unterschiedlichen Individuen die Entstehung und den Verlauf der Parodontitis unterschiedlich stark beeinflussen. Im Rahmen eines ganzheitlichen Therapieansatzes sind daher allgemeinmedizinische Faktoren von großer Relevanz.

Den stärksten (negativen) Einfluss hat das Rauchen (33). Rauchen hat als Auslöser der Parodontitis ein ähnliches Potential wie als Einflussgröße bei der Entstehung von Lungenkrebs oder Herz-Kreislauf-Erkrankungen (34). Hinzu kommt bei Rauchern, dass das klassische Symptom der Entzündung, die Blutung, sehr häufig fehlt. Dadurch wird die Parodontitis in vielen Fällen nicht bereits im Frühstadium erkannt, wenn die Therapie die beste Aussicht auf Erfolg hat (35). Raucher entwickeln also nicht nur häufiger eine Parodontitis als Nichtraucher, die destruktiven Auswirkungen sind bei Rauchern zum Zeitpunkt der Diagnose in der Regel fortgeschrittener als bei Nichtrauchern.

Ein weiterer wichtiger Faktor ist der Stress (36, 37). Stress erhöht die Wahrscheinlichkeit für Parafunktionen (Pressen und Knirschen), die gewissermaßen als Überdruckventil dienen. Andererseits ist bekannt, dass Stress die Immunabwehr reduziert, was wiederum den Organismus anfälliger für bakterielle Infektionen werden lässt.

----

[1] Fließfähigkeit.

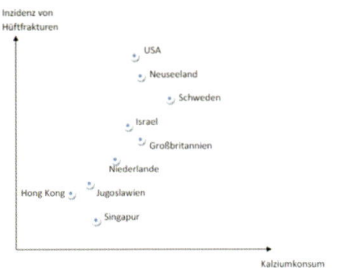
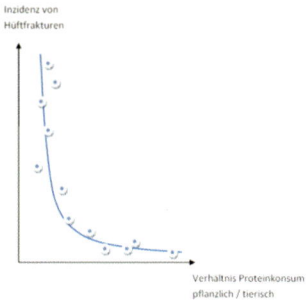

Abbildung 19 und 20: Wenn das Kalzium, das in der Milch enthalten ist, einen positiven Effekt auf das Wachstum oder die Stabilität des Knochens hätte, dann müssten die Frakturraten mit zunehmendem Kalziumkonsum abnehmen (Abbildung 19) und dann müssten die Frakturraten mit zunehmendem Konsum von tierischem Protein abnehmen (Abbildung 20). Das Gegenteil ist offensichtlich der Fall. Je mehr Kalzium aus Milch und Milchprodukten aufgenommen wird, desto höher die Frakturraten. Je mehr Protein aus pflanzlicher Nahrung in Relation zu tierischem Protein aufgenommen wird, desto geringer die Frakturraten.

Enorm wichtig, wie bei sehr vielen Erkrankungen ist die Ernährung (siehe Kapitel 16, natürliche Heilung). Vereinfacht gesagt, steigt das Parodontitisrisiko mit dem Anteil an tierischen Proteinen in der Nahrung. Anders, als der Volksmund und manche Ärzte behaupten, haben Milchprodukte (gemeint ist das in der Milch enthaltene Kalzium) auch keinen positiven Einfluss auf das Wachstum und die Stabilität der Knochen.

Parodontitis und Schwangerschaft

Bereits mehrfach wurde in der wissenschaftlichen Literatur ein Zusammenhang zwischen der Parodontitis und Frühgeburten berichtet. So fanden Novák und Kollegen (39) bei Frauen mit einer diagnostizierten Parodontitis ein signifikant höheres Risiko eine Frühgeburt zu erleiden und bei den neugeborenen Kindern ein durchschnittlich niedrigeres Geburtsgewicht. Bestätigt wird dies unter anderem durch eine Veröffentlichung von Jeffcoat (40). In einer weiteren Untersuchung von ungeklärten Todesfällen von Kindern vor oder unmittelbar nach der Geburt konnte, unabhängig von anderen Faktoren wie Herkunftsland, Alter der Mutter etc. ein starker

Zusammenhang mit einer Parodontitis bei der Mutter nachgewiesen werden (41).

Parodontitis und Diabetes mellitus

Die Beziehung zwischen der Parodontitis und dem Diabetes ist wechselseitig. Einerseits kann die Parodontits die Folge eines Diabetes sein, andererseits kann eine Parodontitis die Ausprägung des Diabetes negativ beeinflussen.

Die Parodontitis entwickelt sich bei Diabetikern, neben anderen Komplikationen wie Erblindung, Amputationen, Nierenversagen, Schlaganfall oder Herzinfarkt durch die gestörte mikrovaskuläre Funktion. Darüber hinaus konnte im Zahnfleisch von Diabetikern eine erhöhte AGE-Konzentration festgestellt werden. AGE sind Produkte der Glykosylierung[1], die auch (in niedrigeren Konzentrationen) mit dem normalen Alterungsprozess assoziiert sind. Die erhöhte AGE-Konzentration führt über die Aktivierung von Makrophagen[2] zu einer proinflammatorischen[3] Antwort des Körpers mit der Produktion von Entzündungsfaktoren (TNF-alpha und IL-1beta, PGE, IL-6), dies wiederum zur Aktivierung von Osteoklasten[4], Kollagenasen[5] und Proteinasen[6], was letztlich zur Zerstörung des Kieferknochens und des Bindegewebes führt. Gleichzeitig führt offensichtlich die parodontale Infektion zu einer chronischen Insulinresistenz[7]

---

[1] Glykosylierung dient sehr unterschiedlichen Funktionen. Zum einen erhöht sie die Stabilität von manchen Proteinen und schützt vor (…) Abbau. Viele Proteine falten sich auch nicht korrekt, wenn sie nicht zuvor glykosyliert wurden. Glykosylierung dient also der physiologisch funktionalen Proteinkonformation und verändert auch die Affinität für Bindungspartner (z. B. beim Insulinrezeptor (Quelle: Wikipedia).

[2] Fresszellen des Immunsystems. Sie dienen der Beseitigung von Mikroorganismen und Fremdstoffen aus einem biologischen System.

[3] Eine Entzündung auslösend.

[4] Zellen, die Knochen abbauen.

[5] Enzyme, die Kollagen, das Strukturprotein des Bindegewebes spalten (abbauen).

[6] Enzyme, die Proteine (Eiweiße) spalten (abbauen).

[7] Insulin ist das Hormon, das für die Senkung des Blutzuckerspiegels zuständig ist.

und auf diesem Weg zu einer Erhöhung des Glukosespiegel[1] im Blut, was wiederum eine Erhöhung der AGE-Konzentration zur Folge hat (42).

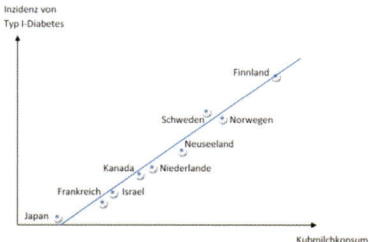

Abbildung 21: In Ländern mit hohem Milchkosum erkranken Menschen häufiger an Diabetes. Milch und Milchprodukte sind offensichtlich nicht nur zur Verbesserung der Knochenqualität ungeeignet (38).

Parodontitis und Atemwegsinfektionen

Die Pneumonie kann verschiedene Ursachen haben, unter anderem die Besiedelung der Atemwege mit Mikroorganismen. Verschiedene Studien bei bezahnten Patienten auf Intensivstationen und Bewohnern von Pflegeheimen konnten nachweisen, dass die Zähne ein Reservoir für Atemwegsinfektionen darstellen.

Andere Studien lassen vermuten, dass parodontale Erkrankungen auch den Verlauf von chronisch obstruktiven Lungenerkrankungen (COL) negativ beeinflussen. Neben dem Rauchen wurde schlechte Mundhygiene als unabhängiger Risikofaktor für COL gefunden (43).

5.3. NICO (neuralgia inducing cavitational osteonecrosis)

Die pathologischen Erweichungen im Kieferknochen sind ein Phänomen, das von der Medizin und der Zahnheilkunde bis heute kaum wahrgenommen, häufig verleugnet und somit in ihren gesundheitlichen Auswirkungen fast vollständig ignoriert wird. Diese Osteopathien wurden von dem amerikanischen Pathologen Professor Bouquot als „neuralgia

---

[1] Zuckerspiegel.

inducing cavitational osteonecrosis" (Neuralgie induzierende hohlraum-bildende Osteonekrosen = NICO) bezeichnet, weil sie häufig unspezifische Gesichtsschmerzen auslösen. Diese osteolytische Osteopathien haben auch Auswirkungen auf das Gesamtsystem im Sinne einer stummen chronischen Entzündung; der Begriff NICO hat sich im klinischen Sprachgebrauch international durchgesetzt (31).

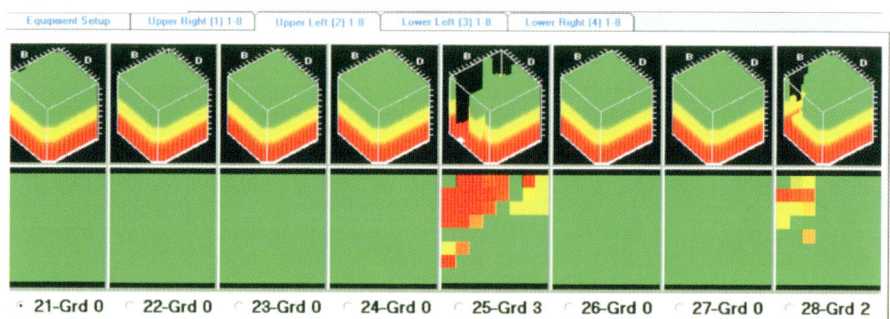

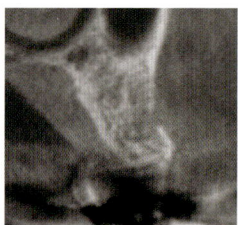 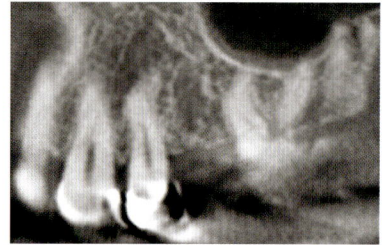

Abbildungen 22, 23 und 24: Ergebnis einer Messung mit dem Cavitatgerät. Die Darstellung zeigt v.a. in der Region des Zahnes 25 einen auffälligen Befund. Die dreidimensionale Röntgenaufnahme (DVT) bestätigte den Verdacht, dass in dieser Region eine nicht regelgerechte Knochenstruktur vorliegt. Die Ursache der Situation ist eine im Knochen verbliebene Entzündung (Restostitis beziehungsweise *NICO) nach Zahnextraktion.*

Die NICO bezeichnet einen knochenzerstörenden, degenerativen Prozess der knöchernen Spongiosa[1], der Botenstoffe produziert, die in anderen Bereichen proentzündliche Prozesse in Gang setzt. Sie findet sich in klinisch

---

[1] Der schwammartige innere Bereich eines Knochens.

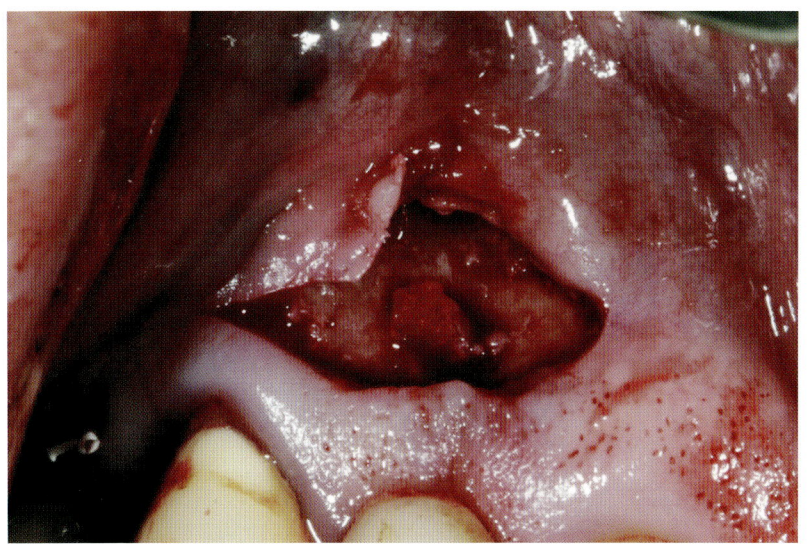

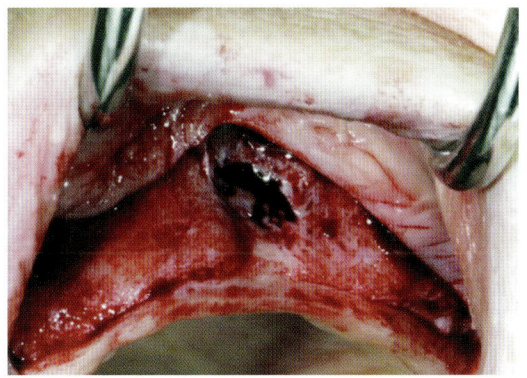

Abbildung 25 und 26: Klinische Darstellung von Restentzündungen. Oberes Bild: Nach dem Öffnen des Zahnfleisches ist der nicht verheilte Knochen zu sehen, es ist Bindegewebe aus der Schleimhaut in den ehemaligen Extraktionsbereich eingewachsen und hat die knöcherne Regeneration verhindert. Unteres Bild: Deutlich sichtbar nicht regelgerecht regenerierter Kieferknochen. Ursache für die Regenerationsstörung des Knochens: Der Extraktionsbereich wurde nicht mit einer Membran zum Schutz der Wunde abgedeckt (siehe Kapitel 11.1., Zahnentfernung unter ganzheitlichen Kautelen).

unauffälligen, zahnlosen Kieferbereichen, die auch mit konventionellen Röntgenbildern als unauffällig diagnostiziert werden. Typische Lokalisationen sind Bereiche vormals extrahierter Zähne sowie die Kieferregionen 8 und 9[1].   Das dreidimensionale Volumentomogramm (DVT) zeigt mitunter auffällige Bereiche, die Diagnostik erfordert jedoch viel Erfahrung, sowohl mit der speziellen Röntgentechnik als auch in der Diagnostik der NICO. Auf den klassischen Panoramaröntgenaufnahmen ist der Befund meistens nicht sicher erkennbar, die Einführung der 3-D-Röntgentechnik in die zahnärztliche Befundung hat hier einen deutlichen diagnostischen und therapeutischen Nutzen gebracht. Klinisch finden sich bei Eröffnung dieser Bereiche weiche, fettig degenerierte Spongiosaareale. Nach unserer Erfahrung besteht sehr häufig ein Zusammenhang zwischen der NICO und systemischen Erkrankungen, vor allem entzündlicher, rheumatoider oder neuralgiformer[2] Art.

5.4. Wurzelkanalbehandelte Zähne

Zunächst möchte ich eine Frage in den Raum stellen, die ich häufig von Patienten höre: Gibt es zwischen einem „toten", wurzelkanalbehandelten Zahn und einem Implantat einen Unterschied? Die Antwort darauf später.

Die Wurzelkanalbehandlung ist eine in Zahnarztpraxen täglich genutzte Methode, Zähne zu erhalten, deren Pulpagewebe und knöcherne Umgebung durch Bakterien infiziert und irreversibel geschädigt ist. Bei der Wurzelkanalbehandlung soll die Pulpa[3] aus dem Zahn vollständig entfernt, die Kanalwände mechanisch aufbereitet (erweitert und gesäubert), der aufbereitete Wurzelkanal desinfiziert (keimarm, nicht sterilisiert, also keimfrei) werden. Abschließend soll das Kanallumen des Zahns vollständig bakteriendicht verschlossen werden. Es ist fraglich, ob dieses procedere[4] regelmäßig so umsetzbar ist und in der Praxis tatsächlich umgesetzt wird. Es ist ebenfalls fraglich, ob der mögliche Erfolg einer Wurzelkanalbehandlung mit dem üblichen Abschlussbild hinreichend verifiziert werden kann.

_____

[1] Die Bereiche der Weisheitszähne und dahinter.

[2] Neuralgiforme Schmerzen breiten sich im Versorgungsgebiet eines Nerven aus und werden von diesem verursacht. Sie entstehen mutmaßlich durch Schädigung der Endbereiche von Nerven, zum Beispiel durch chronische Entzündungen.

[3] Hohlraum in einem Zahn, in dem Blut- und Lymphgefäße sowie Nerven verlaufen.

[4] Vorgehen, Protokoll.

Entfernung der Pulpa, Aufbereitung der Wurzelkanäle

Es wird häufig gesagt, der Nerv würde bei der Wurzelkanalbehandlung aus dem Zahn entfernt werden. Die Pulpa enthält aber auch arterielle und venöse Blutgefäße sowie Lymphgewebe. Auch diese werden aus dem Zahn entfernt. Die Folge ist, dass keine Ernährung und keine Entgiftung des Zahnes mehr stattfinden kann. Dies hat zur Folge, dass wurzelkanalbehandelte Zähne einerseits im Laufe der Zeit spröde und bruchanfällig werden und andererseits, dass Toxine nicht mehr über den regulären Weg abtransportiert und unschädlich gemacht, sondern in den umgebenden Knochen abgegeben werden. Das Immunsystem ist gewissermaßen chancenlos, weil die Makrophagen[1] zu groß sind, um in die Dentintubuli[2] der Zähne einzudringen. Der wurzelbehandelte Zahn wird also zur „Festung" für Bakterien, aus der zwar Toxine „abgefeuert" werden können, in die die körpereigene Abwehr aber nicht in ausreichendem Maße eindringen kann.

Aufgrund der regelmäßig komplexen Morphologie von Zähnen ist es ohnehin nicht möglich, die Pulpa vollständig zu entfernen. Anders, als auf vielen schematischen Darstellungen von Wurzelkanalbehandlungen sind die Querschnitte der Kanäle in der Regel nicht rund, sondern schlicht unregelmäßig und die Anzahl sowie der Verlauf der Wurzeln und der Kanäle sind klinisch ebenfalls kaum zu beurteilen. Entsprechend ist es fraglich, ob in der Regel überhaupt alle Kanäle gefunden werden, und wenn sie gefunden werden, ob sie vollständig aufbereitet werden können.

Desinfektion des Zahnes

Zur Desinfektion werden von den Fachgesellschaften für Endodontie diverse Desinfektionsmittel empfohlen. Für alle empfohlen Desinfektionsmittel gilt jedoch, dass sie nicht in der Lage sind, das gesamte im infizierten Wurzelkanal nachgewiesene Spektrum von Bakterien sicher zu eliminieren. Auch die Desinfektion des infizierten Dentins wird also in der Regel nicht sicher erfolgreich sein.

---

[1] Fresszellen des Immunsystems. Sie dienen der Beseitigung von Mikroorganismen und Fremdstoffen aus einem biologischen System.

[2] Kleine Kanälchen im Dentin, dem Zahnbein, die von außen nach innen, Richtung Zahnnerv ziehen.

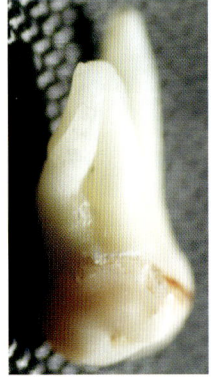
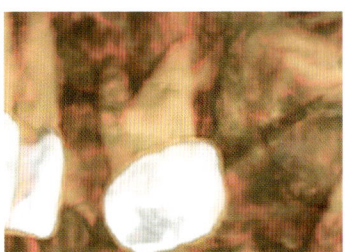

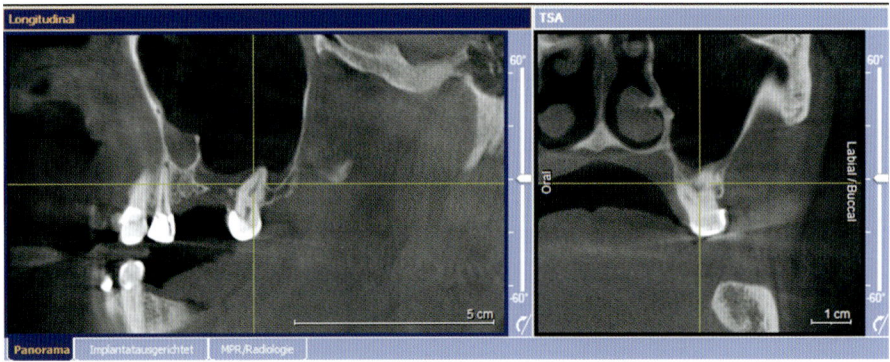

Abbildungen 27, 28 und 29: Der zweite Molar auf dem Röntgenbild in der Panoramaansicht (longitudinal) und in der transversalen Schicht, eine akzessorische Wurzel ist nicht erkennbar, in der 3-D-Rekonstruktion nur sehr schwer, nach Extraktion, deutlich erkennbar. Kanäle in solchen Wurzel sind nicht vollständig aufzubereiten und nicht vollständig zu verschließen. Der Misserfolg, also die chronische Entzündung ist vorprogrammiert.

Bakteriendichter Verschluss des vollständigen Kanallumens

Der geforderte dichte Verschluss ist letztendlich aus denselben Gründen wie die Aufbereitung in sehr vielen Fällen nicht möglich. Andererseits schießt die Füllung manchmal sogar über das Ziel hinaus und es gelangt Wurzelfüllmaterial über die Wurzelspitze hinweg in den den Zahn umgebenden Knochen.

Abbildungen 30 und 31: Die Wurzelfüllung am Zahn 36 (mesiale Wurzel) wurde massiv überstopft. Das Füllmaterial ragt bis in den Kanalverlauf des Unterkiefernerven hinein. In einer anderen Schicht derselben Situation ist die Zerstörung des Knochens im Bereich der betroffenen Wurzelspitze zu erkennen.

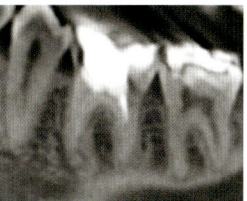

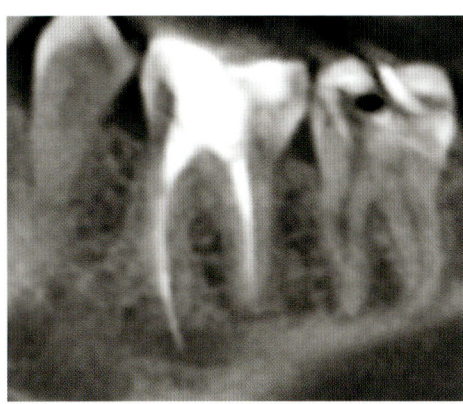

Es ist also offensichtlich, dass Wurzelkanalbehandlungen in vielen Fällen nicht erfolgreich abgeschlossen werden. Und so verwundert es nicht, dass klinisch (wegen Schmerzen) oder röntgenologisch (undichter, nicht vollständiger Verschluss, keine knöcherne Heilung etc.) sehr viele Wurzelkanalbehandlungen als nicht erfolgreich eingestuft werden müssen.

Aber: „Selbst bei exaktesten Wurzelfüllungen können nur bis zu 50 Prozent der Hohlräume im Zahn gesäubert und abgefüllt werden. Der Rest des abgestorbenen Gewebes verbleibt im Zahn und zersetzt sich. Dabei entstehen höchst toxische Leichengifte (Merkaptane und Thioäther), die überwiegend als Enzym- und Stoffwechselgifte wirken (30)."

Ähnlich „erfolgreich" sind im Übrigen auch Wurzelspitzenresektionen (Abbildung 30). Die Wurzelspitzenresektion soll der Tatsache Rechnung tragen, dass die Wurzelspitze, wie bereits oben angedeutet, eben sehr häufig nicht dicht verschlossen werden kann. Bei der Resektion verschafft man sich einen direkten Zugang zum Knochen, indem die Wurzelspitze abgeschnitten wird und die freiliegenden Kanäle dann direkt verschlossen werden. Dies wird als retrograder Verschluss bezeichnet. Auch dieses procedere bietet keine besonders hohe Aussicht auf Erfolg.

„Durch die Devitalisierung" sowohl im Rahmen einer Wurzelkanal-behandlung als auch einer Wurzelspitzenresektion (Anmerkung des Autors) „erfolgt eine Unterbrechung der Blutzirkulation im Zahn".

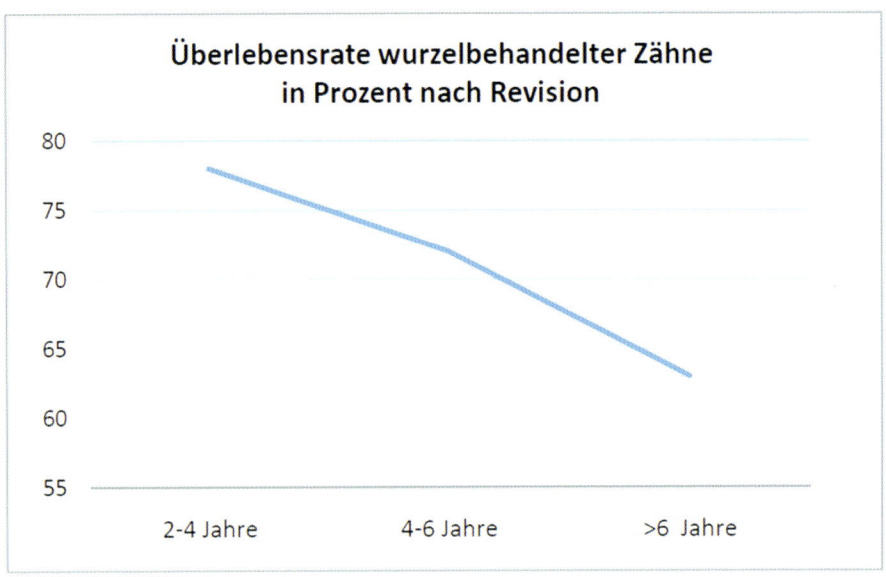

Abbildung 32: Anteil der erfolgreichen Wurzelspitzenresektionen im zeitlichen Verlauf (zusammengestellt aus verschiedenen Literaturquellen). Vor dem Hintergrund des relativ hohen finanziellen Aufwandes, der Tatsache, dass die chirurgische Resektion einen für den Patienten sehr unangenehmen Eingriff darstellt ist dieses Verfahren nur sehr eingeschränkt empfehlenswert. Es gibt in der Zahnmedizin abgesehen von der Wurzelbehandlung kaum eine andere Maßnahme, die eine so geringe Erfolgsquote aufweist wie die Wurzelspitzenresektion.

Der Abtransport der Schadstoffe und Toxine ist damit unterbrochen und in den Kanälen entstehen ideale Voraussetzungen für ein Bakterienwachstum. Ein wissenschaftliches Faktum ist, dass devitale Zähne permanent infiziert und die überwiegende Anzahl der gefundenen Bakterienarten Anaerobier[1] sind. Fakt ist ferner, dass in allen Prozessen um die Wurzel eines nervtoten Zahnes Entzündungsmediatoren gefunden werden. Durch Ab- und Weitertransport dieser Botenstoffe müssen nicht zwangsläufig am Zahn selbst Entzündungen erfolgen. Diese können sich vielmehr auch an Gelenken oder anderen Körperarealen manifestieren. Pathogenetische Bakterien in den Wurzelkanälen produzieren des Weiteren extrem hohe Mengen an Toxinen, die wiederum enzym- und stoffwechselhemmende und damit systemische Wirkungen haben. Nebenprodukte des anaeroben Bakterienstoffwechsels sind Toxine wie Hydrogensulfid (-S) und Cadaverin. Bakterien, die diese Toxine produzieren, lassen sich herkömmlicherweise aus infizierten, avitalen oder endodontisch behandelten Zähnen isolieren. Damit schließt sich der Kreis der bakteriell-toxischen Wirkung von nervtoten Zähnen auf den Organismus (30). "

Zum Abschluss dieses Kapitels sei nochmals an die Eingangsfrage erinnert: Gibt es zwischen einem „toten" wurzelkanalbehandelten Zahn und einem Implantat einen Unterschied? Vor dem Hintergrund der vorangegangenen Überlegungen ist die Frage eindeutig zu beantworten: Ein wurzel-behandelter Zahn ist organisch und unsteril, ein Implantat anorganisch und steril. Beide sind also nicht miteinander zu vergleichen. Der wurzel-behandelte Zahn ermöglicht immunologische und toxische Reaktionen, die an einem korrekt inserierten Implantat ausgeschlossen sind, insbesondere, wenn das Implantat aus dem extrem bioinerten und damit bioverträglichen Zirkondioxid hergestellt wurde.

5.5. Lipophile[2] Supertoxine

Quecksilber, das aus Amalgamfüllungen frei wird, kann unter anderem mit den organischen schwefelhaltigen Molekülen H_2S (Schwefelwasserstoff) und CH_3SH (Mercaptan) reagieren. Diese schwefelhaltigen Moleküle entstehen beispielsweise als Ausscheidungsprodukte anaerober Bakterien, wie sie typisch bei entzündlichen Prozessen sind. Die entstehenden organischen Quecksilberverbindungen sind insofern extrem problematisch, weil sie lipophil sind. Dadurch können sie durch die Zellmembranen in die Zellen

---

[1] Anaerobier leben ohne Sauerstoff, werden durch Sauerstoff im Gegenteil gehemmt oder getötet.

[2] Fettlöslich.

und das Nervensystem gelangen und die Blut-Hirn-Schranke passieren. Von Professor Boyd Haley, dem Direktor des chemischen Institutes der Universität Kentucky (USA), wurden die entstehenden Quecksilberverbindungen, vor allem die entstehenden Dimethylquecksilber-Verbindungen, als *orale Supertoxine* bezeichnet.

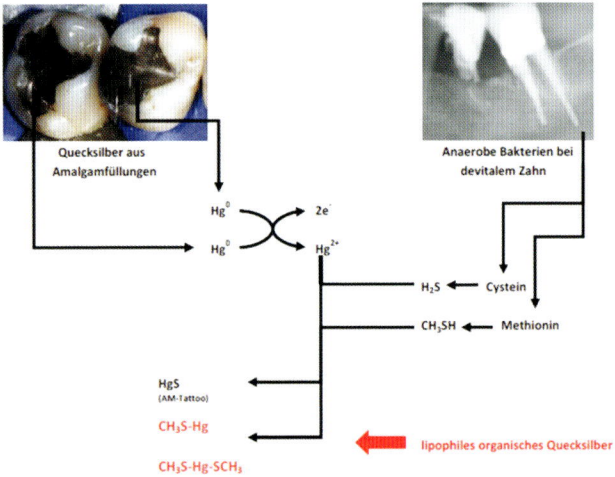

Abbildung 33: Entstehung von organischen Quecksilberverbindungen im Mundraum. Das Quecksilber aus Amalgamfüllungen reagiert mit Schwefelverbindungen, die in entzündeten Bereichen des Kieferknochens gebildet werden zu extrem toxischen Substanzen.

Die amerikanische Chemikerin und Professorin Karen Wetterhahn forschte unter anderem an der Toxizität von Metallen. Sie untersuchte die krankheitsverursachenden Wirkungen auf zellulärer Ebene. Im August 1996 tropfte im Labor bei einem Arbeitsunfall eine winzige Menge von Dimethylquecksilber auf ihre Schutzhandschuhe aus Latex. Die Quecksilberverbindung diffundierte innerhalb weniger Sekunden durch den Handschuh und wurde von der Haut resorbiert. Nur wenige Monate später, im Januar 1997 traten bei der Wissenschaftlerin erste neurologische Symptome auf. Im Juni 1997 starb sie im Alter von 48 Jahren an einer Quecksilbervergiftung. Im Blut fanden die Pathologen die achtzigfache tödliche Dosis des Schwermetalls. In der Zeitschrift National Geographic berichtet einer der behandelnden Ärzte, dass das Quecksilber das Gehirn der Professorin zerfressen habe, als hätten „Termiten monatelang daran genagt".

Aufgrund dieses Ereignisses wurde die Verwendung von Dimethylquecksilber strenger reglementiert.

Diese oralen Supertoxine zählen wohl zu den giftigsten bekannten Substanzen und stärksten Nervengiften auf unserem Planeten. Von einigen Experten werden sie als eine der Hauptursachen für schwere chronische Erkrankungen des Nervensystems, vor allem die amyotrophe Lateralsklerose (ALS) und andere neurodegenerative Erkrankungen bezeichnet.

Typische Entzündungsherde im Mund sind die chronisch apikale Ostitis im Zusammenhang mit wurzelbehandelten Zähnen, Restentzündungen im Kieferknochen (NICO) oder die chronische marginale Parodontitis. Diese als Herde bezeichneten pathologischen Prozesse werden im nächsten Abschnitt genauer erörtert.

5.6. Fremdkörper

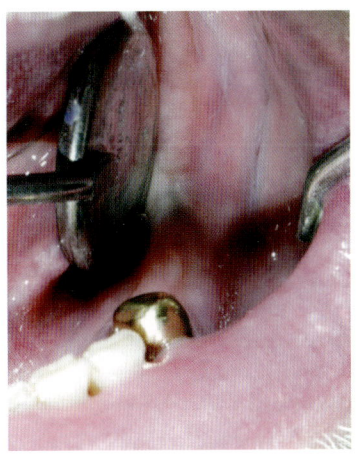

Abbildung 36: Im Bereich des Mundspiegels ist eine „Tätowierung" wahrscheinlich durch Amalgam zu sehen. Ursache ist meist eine nicht sachgerechte Entfernung von Amalgamfüllungen ohne Schutzmaßnahmen (sie Kapitel 10.1., Protokoll der Amalgambeziehungsweise Metallentfernung)

Fremdkörper können Metallpartikel sein, die durch eine unsachgemäße Behandlung, insbesondere durch eine nicht sachgerechte, ohne Schutzmaßnahmen durchgeführte Metallentfernung in die Schleimhaut oder den Knochen gelangt sind (Abbildung 36). Dies geschieht dadurch, dass bei der Entfernung durch die hohen Drehzahlen des Schleifers oder Fräsers Partikel mit hoher Geschwindigkeit in die Umgebung geschleudert werden.

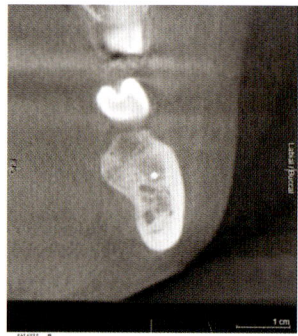 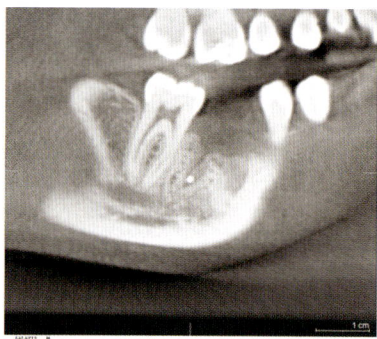

Abbildungen 34 und 35: Zustand nach Zahnentfernung, in distalen Bereich der Alveole des Zahnes 46 ist ein Fremdkörper verblieben, mutmaßlich der Rest einer Wurzelfüllung.

Für Wurzelfüllungen (ortho- oder retrograd) werden verschiedene Materialien verwendet: Guttapercha, Silberstifte, Amalgam, verschiedene Zemente.

Wenn bereits bei der endodontischen Behandlung Fremdkörper in den Kieferknochen gelangen oder sich bei der Zahnentfernung lösen, können diese Materialien unbemerkt im Kiefer verbleiben (Abbildung 30, 31, 34 und 35), wenn postoperativ kein Kontrollröntgenbild angefertigt wird.

Diese Wurzelfüllmaterialien wirken „mit verschiedener Wertigkeit" (…) allergisierend, gewebsreizend, zellschädigend und regulationshemmend (45).

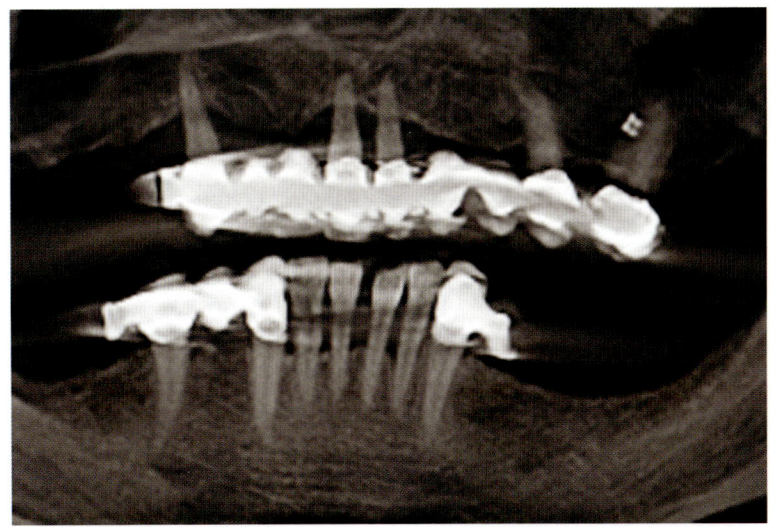

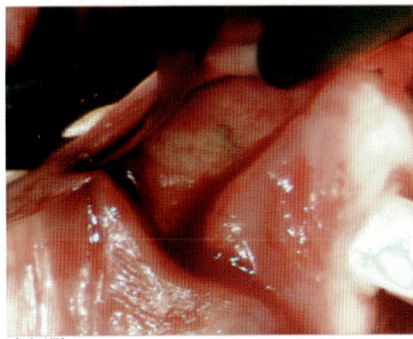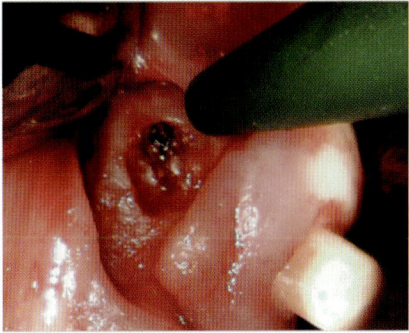

Abbildungen 37, 38 und 39: Metallischer Fremdkörper im Bereich des linken Oberkiefers (auf dem Röntgenbild rechts). Dunker Schatten im Bereich des röntgenologisch nachgewiesenen Fremdkörpers bereits nachdem das Zahnfleisch geöffnet war. Anschließend erfolgte die Freilegung durch Eröffnung des Knochens, anschließend konnte das Metallstück ohne Komplikationen vollständig entfernt werden.

Teil 3:
Das zahnärztliche Handeln im Rahmen eines integrativen Behandlungskonzeptes

6. Einleitung

In den vorhergehenden Teilen haben Sie die Grundlagen und Rahmenbedingungen eines integrativen und ganzheitlichen zahnmedizinischen Konzeptes kennen gelernt. Vieles davon spielt in den meisten Zahnarztpraxen keine oder nur eine untergeordnete Rolle.

In diesem dritten Teil beschäftigen wir uns nun mit der eigentlichen zahnärztlichen Tätigkeit. Hier unterscheiden wir uns in vielen Behandlungsoptionen nicht von anderen Zahnarztpraxen. Sie werden in diesem Teil des Buches aber auch Möglichkeiten metallfreier Zahnbehandlungen kennen lernen, die zwar seit vielen Jahren weithin bekannt sind, sich aber in der überwiegenden Zahl der Praxen aus unterschiedlichen Gründen noch nicht oder nicht vollständig etabliert haben. Dies ist umso erstaunlicher, als unsere Erfahrung mit diesen Techniken gezeigt hat, dass sie tradierten Behandlungsmethoden selbst aus schulmedizinischer Sicht keineswegs unterlegen sind, für die Patienten aus biologischer Sicht aber enorme Vorteile haben.
Darüber hinaus haben wir in unserer Klinik zum Beispiel mit keramischen Implantaten spezielle Tools[1] entwickelt, von denen wir ausgehen, dass sie auch in absehbarer Zeit nur von spezialisierten Zentren genutzt werden. In diesen Zentren allerdings, das zeigt die hohe Erfolgsquote der Tagesklinik in Konstanz bei keramischen Implantaten, können auch diese Optionen extrem erfolgreich zum Wohle der Patienten genutzt werden.

Die Tatsache, dass eine bestimmte Behandlungsmethode von Universitäten wenig Beachtung findet, sagt also nichts über deren positives Potential aus, vielmehr müssen deren Aussagen im Lichte wirtschaftlicher Interessen kritisch hinterfragt werden (siehe Kapitel 1.1., wirtschaftliche Interessen und Forschung).

---

[1] Werkzeuge.

7. Anamnese und Befund

Wir kalkulieren beim ersten Termin eines Patienten für die Anamnese[1], die Diagnostik und die Erörterung der Situation und möglicher Behandlungsszenarien grundsätzlich zwei Stunden ein. Es hat sich aus unserer Sicht bewährt, ein gut strukturiertes Protokoll konsequent einzuhalten. Dadurch vermeiden wir, wichtige Informationen zu übersehen, weil sie von uns versehentlich nicht abgefragt worden sind oder vom Patienten ein Zusammenhang zwischen allgemeinmedizinischen Symptomen und zahnärztlichen Fragestellungen nicht gesehen wird.

Eine ausführliche Anamnese zu erheben ist tägliche Übung in jeder zahnärztlichen Praxis, wobei sie sich auch hier nicht auf zahnmedizinische Fragestellungen beschränken darf. Insbesondere jedoch vor dem Hintergrund eines ganzheitlichen und integrativen Konzeptes ist es absolut notwendig, sich durch eine umfangreiche, gründliche Anamnese einen Überblick über die Gesamtsituation des Patienten bis hin zu seinem sozialen Umfeld zu verschaffen.

Für den einen oder anderen Patienten mag diese Neugier eines Zahnarztes anfangs etwas ungewöhnlich erscheinen, die meisten Patienten erkennen jedoch im Laufe des ersten Gesprächs, wie wichtig auch allgemeinmedizinische oder das soziale Umfeld betreffende Informationen für ein langfristiges, an der Gesundheit orientiertes Behandlungskonzept sind.

Wir orientieren uns hier an dem sogenannten SAMPLE-Prinzip. Dabei spielt die Systematik prinzipiell keine Rolle, entscheidend ist lediglich, dass eine bestimmte Systematik konsequent eingehalten wird.

Im Großen und Ganzen ist dieses procedere in jeder Zahnarztpraxis so oder so ähnlich üblich. Das gleiche gilt für die klassische Befundaufnahme, die natürlich am Anfang der Behandlung möglichst umfangreich gestaltet werden sollte. Ein Screening bezüglich der funktionellen[2] Situation sowie des parodontalen Zustandes ist daher selbstverständlich.

---

[1] Krankengeschichte.

[2] Mit Funktion werden im zahnmedizinischen Bereich die Funktion und das Zusammenspiel von Kiefergelenken, Zähnen, Bändern, Nerven und anderen Komponenten im Kopfbereich bezeichnet.

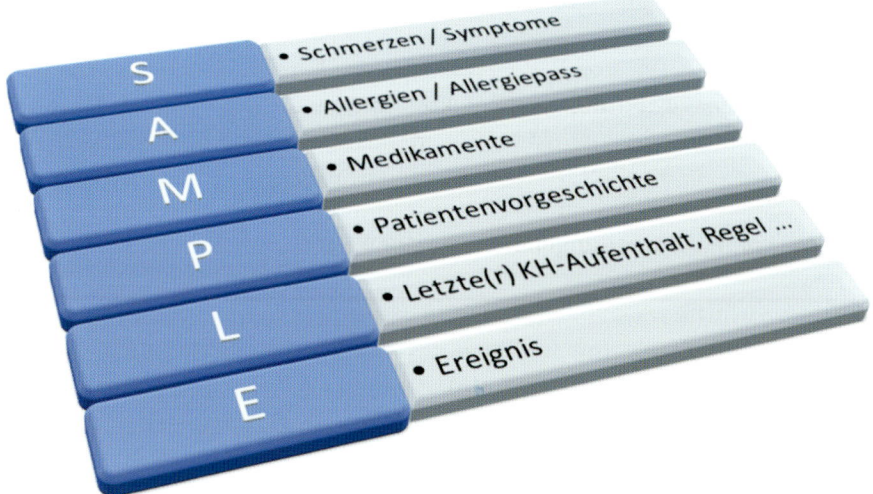

Abbildung 40: Systematische Anamnese nach dem SAMPLE-Prinzip. Beim SAMPLE-Prinzip steht das S für Symptome beziehungsweise. Schmerzen mit der Frage nach der Lokalisation, dem Verlauf, der Dauer, den Einflüssen etc. Das A steht für Allergien und Unverträglichkeiten, gegebenenfalls für das Vorhandensein eines Allergiepasses. Das M steht für die Frage nach Medikamenten und Nahrungsmitteln, die eventuell Rückschlüsse auf eine Grunderkrankung oder mögliche Komplikationen bei der Gabe von Medikamenten in der Praxis erlauben. P steht für die Patientenvorgeschichte, die sowohl eine zahnärztliche, wie auch eine allgemeine und Familienanamnese einschließt. Die Anamnese kann sowohl als Eigenanamnese (also durch den Patienten), als auch durch Dritte (Fremdanamnese) erfolgen. Insbesondere bei langen und komplexen Krankheitsverläufen kann die Unterstützung durch Dritte zu diesem Zeitpunkt von großem Vorteil sein. Das L steht für Fragen, die Rückschlüsse auf bestehende Erkrankungen oder Funktionsstörungen erlauben (letzter Krankenhausaufenthalt, letzter Stuhlgang, letzte Regel etc.). Das E schließlich behandelt den Auslöser des Besuchs (nicht das Anliegen).

8. Erweiterte diagnostische Möglichkeiten

Im Folgenden möchte ich nun nicht so sehr auf die Basisdiagnostik eingehen, da diese hinlänglich bekannt ist. Ich möchte vielmehr einige Möglichkeiten der erweiterten Diagnostik vorstellen, die sich im Rahmen eines ganzheitlichen und integrativen Konzeptes als sehr sinnvoll erwiesen haben.

8.1. Mundstrommessung

Die Ansichten über die Bedeutung von Stromfluss in der Mundhöhle sind sehr unterschiedlich. Im biologischen System Mensch ist Stromfluss durchaus normal, sogar überlebensnotwendig. Er wird beispielsweise für die Reizübertragung in Nerven genutzt. Das dabei auftretende Potenzial[1] liegt zwischen -80 mV und 30 mV. Bereits diese scheinbar geringen elektrischen Spannungen haben in einem biologischen System enorme Wirkungen.

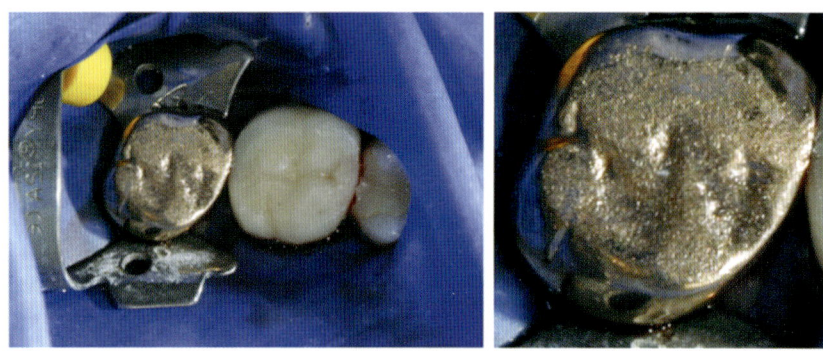

Abbildungen 41 und 42: Die Zähne wurden zur Metallentfernung mit Kofferdam isoliert (siehe Kapitel 10.1., Protokoll der Amalgam- beziehungsweise Metallentfernung). Die Krone am letzten Zahn ist an der Oberfläche stark korrodiert.

---

[1] Spannungsunterschied zwischen zwei elektrischen Polen. Praktisch bedeutet dies, dass durch Metalle im Mund eine Batterie entsteht, es fließt Strom.

Der Speichel stellt ein wässriges Medium dar, das elektrische Ströme leiten kann. Elektrische Spannungen im Mund entstehen insbesondere durch unterschiedliche oder unterschiedlich stark oxidierte Metalle und Metalllegierungen. Der Mund wird zur Batterie: Es kommt im Mund zur stark beschleunigten Korrosion[1] von Metallen und Metalllegierungen. Dies bedeutet, dass Metallionen in Lösung gehen und in den Organismus gelangen.

Proteine sind die Bausteine von lebenswichtigen Substanzen wie Enzymen, roten Blutkörperchen, Zellmembranen, Neurotransmittern, der Blut-Hirn-Schranke, Zytokinen[2] und vielen mehr. Metallionen binden sehr gut an die in vielen Proteinen enthaltenen Schwefelgruppen (SH-Gruppen). Dadurch kommt es zu einer strukturellen Veränderung dieser Proteine und in der Folge ihrer Funktion. Das erklärt, warum Zahnmetalle im gesamten Organismus verheerende Wirkungen immunologischer oder toxischer Art haben können.

Mit der Mundstrommessung können wir das Ausmaß der elektro-chemischen Reaktionen quantifizieren[3]. Die Messung erfolgt völlig schmerzfrei und ist schnell durchgeführt. Im Ergebnis werden nicht selten elektrische Spannungen von 300 mV oder mehr gemessen. Die im biologischen System Mensch üblichen Werte werden also um ein Vielfaches überschritten.

Anhand der Meßergebnisse kann vor dem Hintergrund der allgemein-medizinischen Befunde sowie der Anamnese analysiert werden, ob, in welchem Umfang und mit welcher Priorität die vorhandenen Metalle entfernt werden.

---

[1] Reaktion eines Werkstoffs mit seiner Umgebung, zum Beispiel mit Sauerstoff.

[2] Zytokine sind Proteine, die das Wachstum und die Differenzierung von Zellen regulieren. Interferone sind beispielsweise Zytokine, die dafür sorgen, dass Zellen Proteine bilden, die sie gegen eine Infektion widerstandsfähiger machen.

[3] Der Menge nach erfassen.

Wir empfehlen, sowohl unter kurativen[1], als auch unter präventiven[2] Aspekten, den Mund möglichst metallfrei zu erhalten oder zu sanieren, was sich nicht in allen Fällen realisieren lässt. Die letzte Entscheidung trifft natürlich immer der Betroffene selbst.

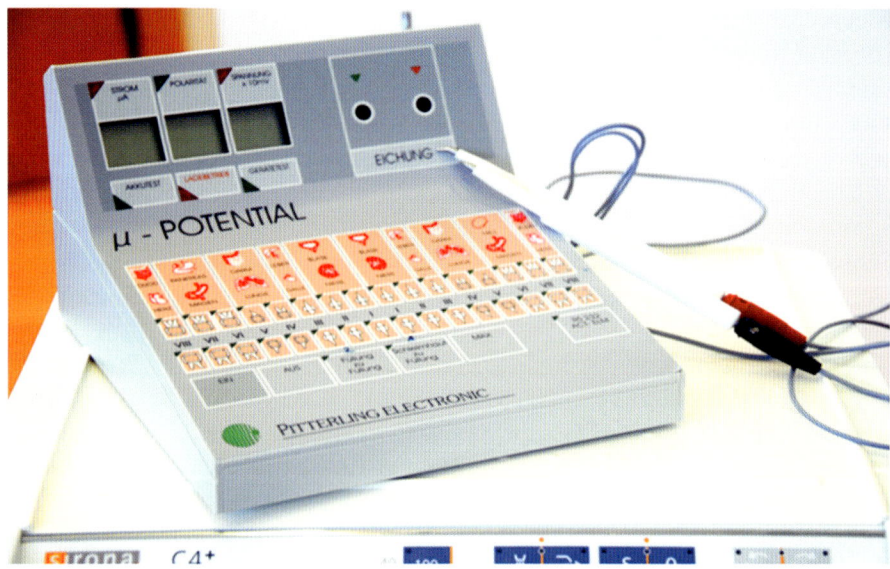

Abbildung 43: Messgerät für die Erfassung von Stromstärken und Spannungen im Mund zur Quantifizierung der forcierten Korrosion von Metallen.

---

[1] Die Heilung betreffend.

[2] Die Vorsorge betreffend.

8.2. Dreidimensionales digitales Röntgen (DVT)

Die Röntgendiagnostik wird von vielen Patienten mit großer Skepsis betrachtet. Angesichts der Risiken, die von ionisierender Strahlung[1] ausgehen, ist dies verständlich und gerechtfertigt. Dem Risiko der Röntgenuntersuchung muss selbstverständlich ein erheblicher diagnostischer Wert gegenüber stehen. Bei richtiger Indikation ist auch der Fall. Röntgenaufnahmen liefern eine Fülle von Informationen wie kaum ein anderes technisches Verfahren.

Die extrem hochauflösende dreidimensionale Darstellung der Kiefer beziehungsweis des Kopfbereiches durch die digitale Volumentomographie (DVT) hat in den letzten Jahren eine enorme Bedeutung erlangt. In vielen Fällen unklarer Beschwerden konnte sie entscheidende Hinweise liefern und half somit, Patienten von jahre- bis jahrzehntelangen Beschwerden zu befreien. Die Technik erlaubt es uns, Knochenstrukturen und Veränderungen, wie wir sie bei Restentzündungen sehen oder Fremdkörper, wie Metallreste, auf Bruchteile von Millimetern genau zu lokalisieren. Darüber hinaus gibt sie uns in der Implantologie einen enormen Gewinn an Sicherheit und virtuellen Planungsmöglichkeiten und verhilft damit in vielen Fällen zu besseren Behandlungsergebnissen.

---

[1] Ionisierende Strahlung ist eine Bezeichnung für jede Teilchen- oder elektromagnetische Strahlung, die aus Atomen oder Molekülen Elektronen entfernen kann, so dass positiv geladene Ionen oder Molekülreste zurückbleiben. (…) Ionisierende Strahlung bricht chemische Verbindungen auf und es entstehen chemische Radikale. Hierin liegt ihre biologisch schädliche Wirkung (Quelle: Wikipedia).

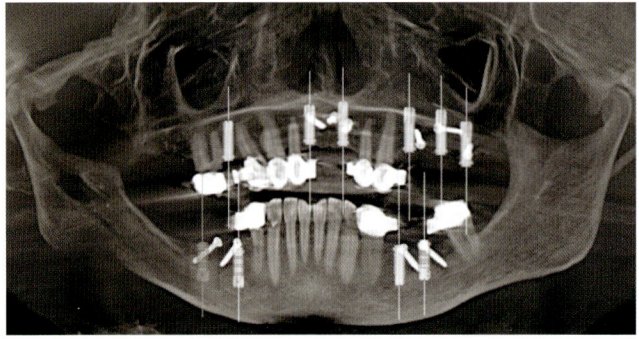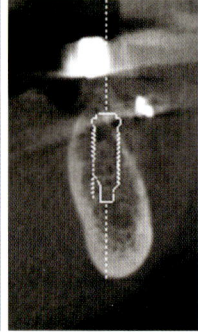

Abbildungen 44 und 45: Planung der Implantation mit Hilfe des dreidimensionalen Röntgenbildes. Übersichtsbild links und rechts Ausschnitt in der transversalen Schicht mit der Darstellung eines Implantats. In dieser Schicht können die Breite des Knochens, die Position des geplanten Implantats im Knochen und die Lage des Implantats zum (sehr wichtigen) Nerven im Unterkiefer mit einer sehr hohen Genauigkeit dargestellt werden.

An dieser Stelle möchte ich zunächst einige Hinweise geben, die eine objektive Risikobewertung für die digitale Volumentomographie (DVT) ermöglichen sollen.

Die Auswirkungen von ionisierender Strahlung werden von unterschiedlichen Faktoren bestimmt. Im Wesentlichen sind dies die Menge der Strahlung, die Härte der Strahlung und die spezifische biologische Wirkung.

Die Menge ionisierender Strahlung wird meistens in Becquerel (Bq) oder Gray (Gy) angegeben. Becquerel ist die Maßeinheit für den Zerfall pro Zeiteinheit, Gray gibt die Energie pro Masse an. Angaben in diesen beiden Einheiten sagen allerdings wenig über die biologische Wirkung aus, die damit verbunden ist. Die sinnvollere Maßeinheit für unsere Zwecke ist das Sievert (Sv). Bei dieser Angabe wird durch einen Bewertungsfaktor die biologische Wirkung der Strahlung im spezifischen Gewebe [1] berücksichtigt.

---

[1] Die möglichen Folgen von Strahlen sind je nach Gewebe unterschiedlich. Die Haut und die Knochenoberfläche sind zum Beispiel deutlich weniger „problematisch" als die Keimdrüsen oder das Knochenmark.

Art der Übersichtsaufnahme	Effektive Dosis
2-D Panoramaaufnahme (OPG)	5-10 µSv
3-D digitale Volumentomographie (DVT)	37-110 µSv
3-D Computertomographie (CT)	600-1.000 µSv

Tabelle 2: Der Vergleich unterschiedlicher Röntgenverfahren zeigt die relativ niedrige Belastung, die durch eine DVT bei gleichzeitig sehr hohem diagnostischem Wert entsteht.

Ein zum DVT alternatives Verfahren zur hochauflösenden dreidimensionalen Darstellung des Kopfbereiches ist die Computertomographie (CT), deren Strahlenbelastung allerdings um ein vielfaches höher liegt.

Durch geeignete Verstärkertechniken und verbesserte Algorithmen[1] zur Auswertung der Messwerte konnten die notwendigen Strahlenbelastungen innerhalb der Gruppe der DVT-Geräte weiter reduziert werden. Das in unserer Klinik in Konstanz heute verwendete Gerät hat im Vergleich zu den diagnostischen Möglichkeiten, bezogen auf die Auflösung und das große Volumen der Aufnahmen sehr niedrige Strahlenwerte.

DVT Gerät	Effektive Dosis
Scanora 3D	108 µSv
ProMax 3D	86 µSv
New Tom	60-108 µSv
Sirona Galileos	37-50 µSv

Tabelle 3: Der Vergleich unterschiedlicher DVT-Geräte nach Messungen der Universität Freiburg, Stand 2009.

---

[1] Algorithmen sind Arbeitsanweisungen zum Beispiel in Form von Software, wie bestimmte Messwerte interpretiert (dargestellt) werden. Derselbe Messwert kann durch unterschiedliche Algorithmen also unterschiedlich dargestellt werden. Die Korrektheit eines im Monitor dargestellten Ergebnisses, zum Beispiel ob ein Bildpunkt eines Röntgenbildes schwarz oder weiß dargestellt wird, hängt also nicht nur vom Messergebnis, sondern von dessen Interpretation durch die Software ab.

Strahlenquelle	Mittlere effektive Dosis
Summe natürliche Quellen	2.100 μSv
davon:	
kosmische Strahlung	*300 μSv*
terrestrische Strahlung	*400 μSv*
Inhalation von Radon	*1.100 μSv*
Aufnahme über Nahrung	*300 μSv*
Zivilisationsbedingte Strahlung	2.000 μSv

Tabelle 4: Natürliche und zivilisationsbedingte Strahlung betragen in der Summe im Mittelwert 4,1 Millisievert (4100 Microsievert) bei einer Bandbreite von 1 bis 30Millisievert.

Um diese Werte einordnen zu können benötigen wir natürlich Vergleichswerte. Die Strahlenbelastung, der wir regelmäßig ausgesetzt sind, setzt sich jeweils etwa zur Hälfte zusammen aus der natürlich vorhandenen Strahlung und zivilisationsbedingten Strahlenquellen. Im Mittelwert beträgt die jährliche Strahlung in Deutschland etwa 4,1 Millisievert (4100 Microsievert). Dieser Wert entspricht mehr als dem 100-fachen der Belastung, die durch eine DVT-Aufnahme ausgelöst wird. Die Strahlung einer Aufnahme entspricht etwa der eines Fluges von München nach New York. Raucher setzen sich neben den bekannten Wirkungen des Rauchens über den Tabak im Durchschnitt dem Gegenwert von 260 DVT-Aufnahmen (entspricht 13.000 Microsievert) jährlich aus.

Der Nutzen der DVT-Aufnahmen ist aus unserer Erfahrung erheblich. Die Aufnahmen sind extrem hochauflösend bei einer Voxelgröße [1] von 0,15 x 0,15 x 0,3 Millimeter und verzerrungsfrei. Das bedeutet, dass Strecken, Winkel und Volumina exakt diagnostiziert werden können, was für alle Arten chirurgischen, vor allem implantologischen Planungen einen enormen Vorteil darstellt.

---

[1] Ein Voxel ist das dreidimensionale Äquivalent eines Pixel (Bildpunkt), es stellt einen Messwert für die kleinste mögliche Darstellungsgröße eines Punktes im dreidimensionalen Raum dar.

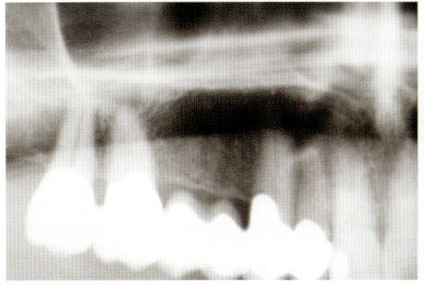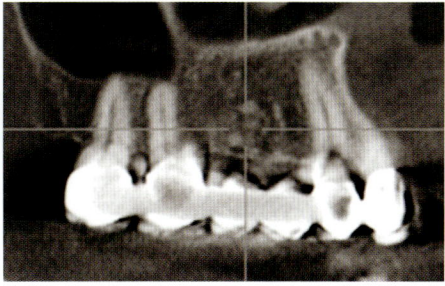

Abbildungen 46 und 47: Links: Ausschnitt aus einer zweidimensionalen Panoramaaufnahme der zahnlosen Region 14 und 15 bei einer Patientin, die über einen Zeitraum von mehr als 10 Jahren über Beschwerden in dieser Region berichtet hatte. Eine pathologische Auffälligkeit in diesem Bereich ist nicht oder kaum zu erkennen. Rechts: Ausschnitt aus einer Längsschicht einer dreidimensionalen Aufnahme derselben Region. Das Bild zeigt einen eindeutig pathologischen Befund. Der Therapeut der Patientin vermutete bereits vor mehr als 10 Jahren auf Grund eines energetischen Testverfahrens in diesem Bereich einen pathologischen Prozess. Dies war von mehreren Zahnärzten nach Ansicht der zweidimensionalen Aufnahme verneint worden. Auf Grund des eindeutigen Befundes der dreidimensionalen Aufnahme wurde in der Tagesklinik Konstanz eine chirurgische Revision des Bereiches durchgeführt. Die Patientin war postoperativ sehr schnell beschwerdefrei und ist dies über einen Beobachtungszeitraum von bislang 2 Jahren auch geblieben.

Als mindestens genauso wertvoll haben sich die Aufnahmen für Patienten mit chronischen Erkrankungen herausgestellt. In vielen Fällen ließen sich mittels der DVT-Aufnahmen Ursachen für ihre Erkrankungen durch Kieferherde nachweisen, die auf den üblichen zweidimensionalen Panoramaaufnahmen nicht feststellbar waren. Dies ist inzwischen durch wissenschaftliche Untersuchungen belegt (45).

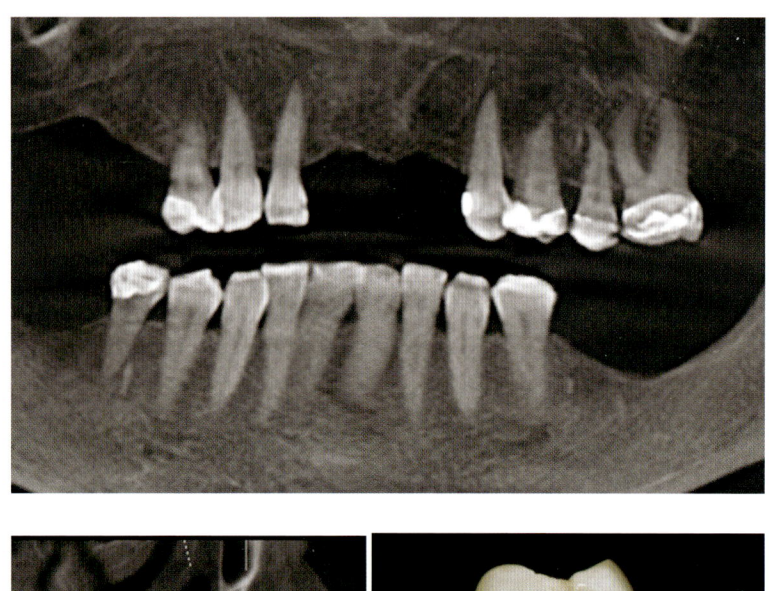

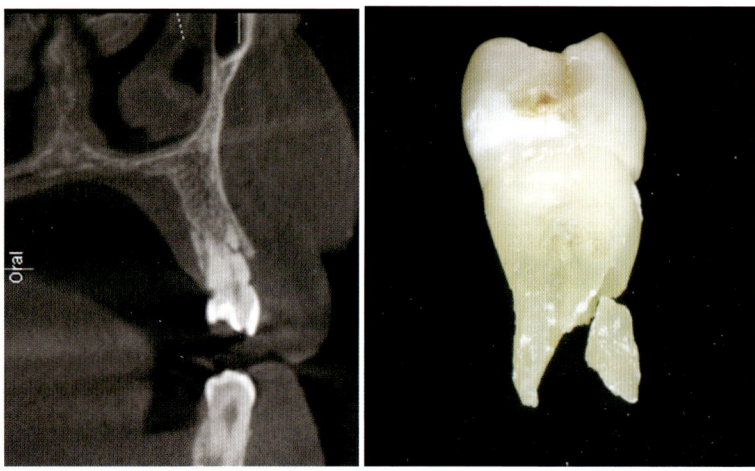

Abbildung 48, 49 und 50: Übersichtsbild, der Zahn 14 (im Bild linker Oberkiefer, letzter Zahn) ist sehr empfindlich, er schmerzt beim Zubeißen. Auf dem Röntgenbild in der Panoramasicht ist noch keine eindeutige Diagnose möglich, in der zweiten Ebene ist deutlich zu sehen, dass eine der beiden Wurzelspitzen frakturiert ist.

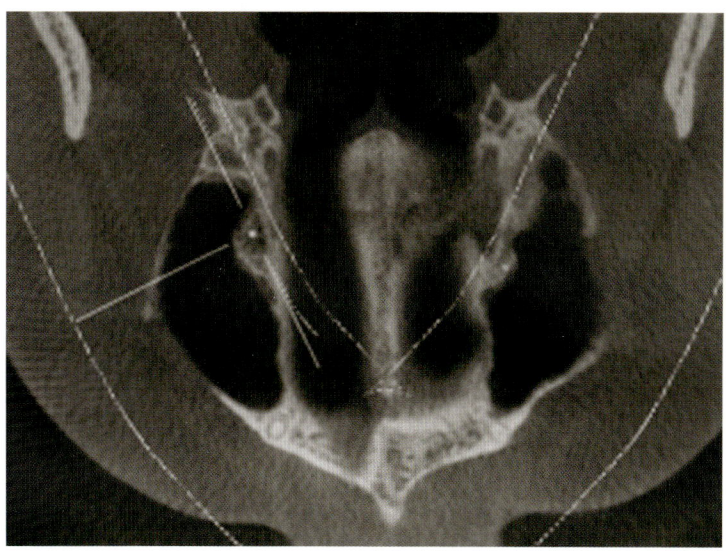

Abbildung 51: Patientin mit diffusen Beschwerden im Kopfbereich und zeitweise erheblichen körperlichen Beschwerden. In den Kieferhöhlen wurde mehrfach eine Pilzbesiedelung festgestellt. Im DVT ist in beiden Kieferhöhlen jeweils im Bereich der inneren Begrenzung ein metalldichter Fremdkörper zu erkennen.

8.3. Digitale Ultraschalltechnik (Cavitat)

Das Cavitat ermöglicht mit moderner computergestützter Ultraschalltechnik die Diagnose eines entzündlichen oder degenerativen Störfeldes im Kieferknochen, das, insbesondere im anglo-amerikanischen Sprachraum auch als NICO bezeichnet wird (siehe Kapitel 5.3., NICO).

Mit dem Cavitat-Gerät können ischämische[1] Bereiche, also das Vorstadium der chronischen Kieferostitis, osteonekrotische Areale, also abgestorbener und fettig degenerierter Kieferknochen sowie hohlraumartige Kavitäten im Kieferknochen erkannt werden.
Die Technologie ist vergleichbar mit den Verfahren, welche für die Frühdiagnostik von Osteoporosen[2] benutzt werden. Es handelt sich bei dieser Messung um biologisch unschädliche, langwellige Schallwellen,

---

[1] Nicht durchblutet.

[2] Erkrankung, die mit einer Abnahme der Knochendichte einher geht.

wodurch die ganze Untersuchung für den Patienten absolut unschädlich und ohne jegliche Reizung oder Nebenwirkung ist.

Mit den punktuellen Einzelmessungen ist der Computer in der Lage, eine digitalisierte räumliche dreidimensionale Abbildung aus dem Signal, welches vom Empfangsgerät kommt, zu berechnen und darzustellen.

Es handelt sich also um eine computergesteuerte Interpretation der Schallwellen. Die Wellen werden aufgefangen, angesammelt und in farbigen Boxen dargestellt.

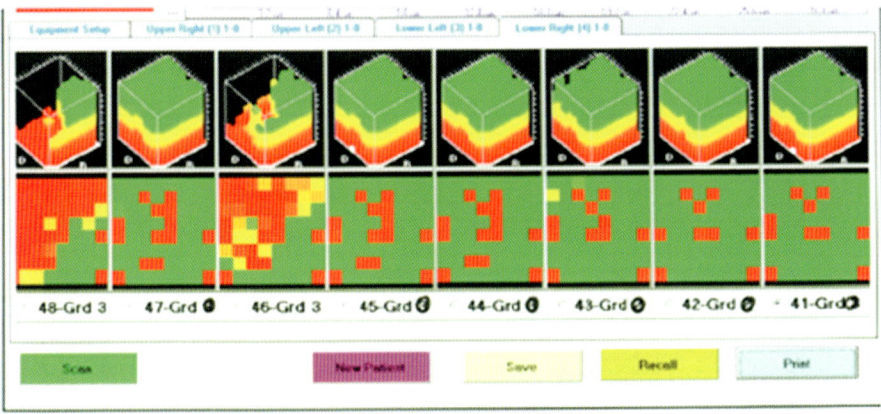

Abbildung 52: Dreidimensionale bildliche Darstellung der Ergebnisse der Cavitat-Messung.

Die Cavitat-Untersuchung ergänzt und erweitert die radiologische und klinische Diagnostik. Die Messung soll nie ohne eine Panorama- beziehungsweise DVT-Aufnahme und eine klinische Untersuchung stattfinden. Dies ist notwendig, damit wir die Auswertung auch in anatomische Strukturen überführen können, damit wir gewissermaßen ein klinisches Substrat für die Meßergebnisse haben.

Es werden alle 32 Zahnregionen gescannt, sowie auch Regionen, in denen Zähne extrahiert wurden, wo es also um die Fragestellung geht, ob sich der Kieferknochen nach einer Extraktion gut und auch entzündungsfrei regeneriert hat.

Das Cavitat ist mittlerweile eine wissenschaftlich anerkannte Methode und wird vom amerikanischen National Institut of Health anerkannt (46).

8.4. Laboranalysen

Die Aufgabe der Labordiagnostik ist es, patientenindividuelle Faktoren zu identifizieren, die im konkreten Fall zu pathologischen Reaktionen geführt haben oder führen könnten. Ziel ist es, Patienten (kurativ) kausal therapieren zu können beziehungsweise im Idealfall (präventiv) das Risiko zusätzlicher Belastungen schon bei der Planung einer Behandlung zu minimieren. Bei den meisten chronischen Erkrankungen sind entweder toxische Substanzen, also Vergiftungen (zum Beispiel durch Quecksilber) die Ursache oder es liegen entzündliche Prozesse vor.

Toxine lassen sich in der Regel durch Haar-, Blut-, Urin- oder Stuhlanalysen nachweisen. Hier spielt aus zahnärztlicher Sicht insbesondere das Quecksilber eine Rolle. Untersucht werden aber viele weitere Elemente, unter anderem Aluminium, Titan, Cadmium, Arsen.

Grundlage chronisch entzündlicher Prozesse sind immer zwei Faktoren. Es muss ein nicht physiologischer Reiz vorliegen. Dieser wird, bezogen auf die Zahnmedizin, durch den Einsatz unterschiedlichster körperfremder Materialien ausgelöst. Der Reiz muss weiterhin auf ein Immunsystem treffen, das eine gestörte Immuntoleranz aufweist. Das Zusammentreffen dieser beiden Faktoren bewirkt eine Entzündung, die zu chronischen systemischen Erkrankungen führen kann. Wie bereits zu Anfang des Buches dargestellt, ist die Zahl der chronischen Erkrankungen in den letzten Jahrzehnten stetig gestiegen. Dieser Anstieg kann also nicht genetisch bedingt sein, vielmehr ist er durch die steigende Qualität und Quantität der Belastungsfaktoren (Zusatzstoffe in Nahrungsmitteln, Pestizide, Weichmacher, Zahnersatzmaterialien und vieles mehr) einerseits und die sinkende, weil gestörte, Immuntoleranz der Menschen andererseits zu erklären. Die Zahnmedizin ist ohne Zweifel und gezwungenermaßen an diesen Belastungen beteiligt. So segensreich dem Zahnarzt die einzelnen Maßnahmen zum Zahnerhalt und zur Zahnversorgung erscheinen mögen, so eindeutig ist dennoch die Tatsache, dass es sich immer um Fremdmaterialien, also potentielle Reizfaktoren handelt, deren Pathomechanismen uns im individuellen Fall ohne Labordiagnostik weitgehend unbekannt sind.

Aus den genannten Gründen erfährt die Labordiagnostik in der Zahnarztpraxis eine zunehmende Bedeutung.

Lymphozytentransformationstest (LTT)

Mit dem LTT sind wir in der Lage zu testen, ob ein Material im individuellen Fall möglicherweise eine Typ-IV-Sensibilisierung verursachen kann, also eine spezifische zelluläre (T-Lymphozyten[1]) Immunreaktion.

Unverträglichkeiten von Werkstoffen haben in der Zahnmedizin auf Grund des allgemeinen Anstiegs der Sensibilisierungsrate eine sehr große Bedeutung. Die wichtigsten Auslöser der Typ-IV-Sensibilisierungen sind Metalle und Kunststoffbestandteile. Diese wirken dabei als Haptene[2]. Die Metallionen beziehungsweise Monomere[3] verändern körpereigene Eiweiße so, dass sie vom Immunsystem als fremd erkannt werden. Bei dauerhaft in den Körper eingebrachten Stoffen, wie in der Zahnmedizin üblich, ist dies besonders problematisch.

Der heute meist übliche und von Krankenkassen und Versicherungen geforderte Epikutantest (Hauttest) wurde zum Nachweis einer Kontakt-allergie entwickelt. Für systemische Sensibilisierungen, wie sie durch in der Zahnmedizin verwendete Materialien in der Regel erfolgen, ist der Test weder geeignet noch validiert. Die Ergebnisse sind oft fehlerhaft und unbrauchbar. Der Test birgt im Gegenteil das Risiko, selbst eine Sensibilisierung auf die getesteten Materialien auszulösen, weil die Fremdmaterialien mit der getesteten Person in Kontakt treten müssen. Dies ist an sich schon ein Nachteil für den Patienten, besonders bedenklich jedoch ist, dass diese Sensibilisierung vom testenden Arzt nicht als positives Testergebnis erkannt würde.

---

[1] T-Lymphozyten sind weiße Blutzellen, die der Immunabwehr dienen.

[2] Haptene sind Moleküle oder Ionen, die isoliert keine vollwertigen Antigene darstellen; d.h., dass sie alleine *nicht* in der Lage sind, eine Immunreaktion hervorzurufen. Dies wird bei diesen Stoffen aber dann möglich, wenn sie an ein körpereigenes Trägerprotein binden (Hapten-Carrier-Prinzip). Nur der Komplex aus Protein und gebundenem Hapten ist dann das vollwertige Antigen: Ein Hapten wird dadurch zum Antigen, dass es sich ein Trägerprotein „greift".

[3] Einzelbausteine der Kunststoffe.

Der LTT ist das derzeit einzige validierte Verfahren[1] zum Nachweis zellulärer Sensibilisierungen. Er ist in der Lage, auch komplexe Materialen wie Metalllegierungen, Amalgame und Composite (zusammengesetzte Kunststoffe) sehr zuverlässig zu testen (47).

Zum Ablauf des Verfahrens: „In einem ersten Schritt werden die Lymphozyten durch Zentrifugation und mehrere Waschvorgänge von den anderen Blutzellen getrennt. Danach werden eine Nährlösung und das zu testende Antigen hinzugegeben und unter optimalen Wachstumsbedingungen wird die Lymphozytenkultur einige Tage inkubiert. Eine Kontrollprobe ohne Antigenzugabe wird genauso behandelt. 16 Stunden vor der Auswertung wird radioaktives Thymin hinzugegeben. Der DNA-Baustein Thymin ist als Substrat bei der Synthese von DNA notwendig. Die Radioaktivität der Lymphozytenkultur wird gemessen und ein Stimulationsindex berechnet, der Auskunft darüber gibt ob in der mit Antigen versehenen Blutprobe spezifisch sensibilisierte T-Lymphozyten vorhanden sind (48)" Ein direkter Kontakt des Patienten mit dem getesteten Material ist nicht notwendig.

Basophilen-Degenerationstest (BDT)

Mit dem BDT sind wir in der Lage zu testen, ob ein Material im individuellen Fall möglicherweise eine Typ-I-Sensibilisierung verursachen kann, also eine unspezifische IgE[2] vermittelte Immunreaktion.

Die Beschwerden treten typischerweise innerhalb sehr kurzer Zeit auf, sehr selten bei Metallen, häufiger bei Kunststoffen oder deren Bestandteilen wie Acryl, HEMA, TEGDMA, BIS-GMA (47).

---

[1] Dokumentation, ob ein Verfahren geeignet ist nachzuweisen, was es nachweisen soll.

[2] IgE steht für Immunoglobulin E, ein Antikörper, der in erster Linie Parasiten abwehren soll. Das IgE hat die Fähigkeit, sich über Rezeptoren an Mastzellen oder basophile Granulozyten zu binden und dort über Jahre hinweg im Körper zu bleiben. Bindet es ein Allergen, so veranlasst es die Mastzelle, Stoffe auszuschütten, die eine Allergie auslösen, zum Beispiel Histamin.

Titanstimulationstest (TST)

Titan reagiert im Unterschied zu anderen Metallen nicht mit körpereigenen Eiweißen, weil es im Kontakt mit Sauerstoff oxidiert. Es hat daher auf der Oberfläche keramikähnliche Eigenschaften. Es ist weitgehend bioinert. Jedoch können sich lösende Titanoxidpartikel eine lokale oder systemische Entzündung hervorrufen. Die Bereitschaft eines Individuums wird durch Polymorphismen[1] auf bestimmten Genen beeinflusst. Diese Variationen sind im Labortest (Blutuntersuchung) nachweisbar. Der Test unterscheidet die Grade 0 bis 4. Unabhängig von den systemischen Auswirkungen liegt die Erfolgsquote (Einheilung) von Titanimplantaten bei Menschen mit dem Zytokintyp 0 bei ca. 95 Prozent, bei den Graden 3 und 4 (entspricht positivem Testergebnis) nur bei ca. 80 Prozent (49).

Material: 1x Heparinblut

Untersuchung	Ergebnis	Einheit	Referenzbereich
Titan-Stimulationstest			
TNF-a stimuliert	136.0	pg/ml	< 20.0
IL1-b stimuliert	85.2	pg/ml	< 15.0

Erhöhte Freisetzung von IL1 und TNFa nach Stimulation von Monozyten/Makrophagen mit Titanoxidpartikeln. Somit liegt eine immunologische Hyperreaktivität auf Titanpartikel vor. Es ist bekannt, dass diese Befundkonstellation eine Prädisposition für einen primären bzw. sekundären Titanimplantatverlust und/oder ein Titan-assoziiertes Immungeschehen darstellt.

Abbildung 53: Ergebnis eines Titanstimulationstests mit deutlich erhöhten Zytokinwerten. Die Patientin hatte bei klinisch regelgerecht eingeheiltem Titanimplantat über Jahre Beschwerden (Schmerzen, Wärme, Druck) im Implantatbereich. Nach Entfernung des Implantats verspürte die Patientin bereits unmittelbar nach der Operation eine massive Verbesserung und war innerhalb kürzester Zeit und dauerhaft völlig beschwerdefrei. Die Neuversorgung erfolgte mit metallfreien, vollkeramischen Implantaten.

---

[1] Als Polymorphismus wird in der Genetik das Auftreten einer (oder mehrerer) Genvarianten bezeichnet.

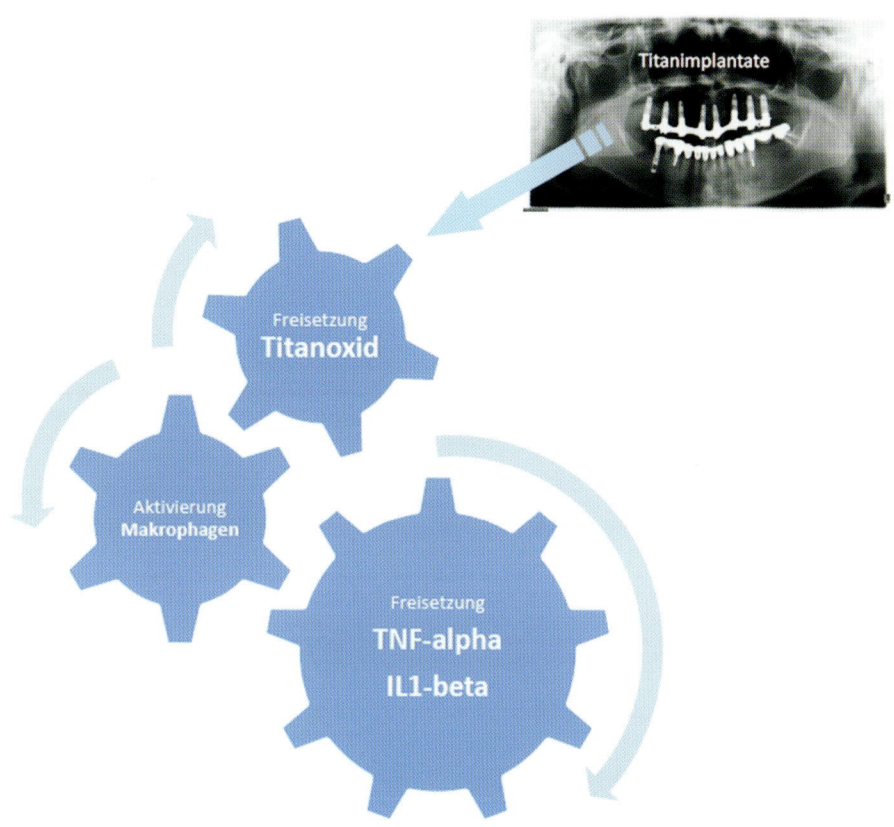

Abbildung 54: Mechanismus der Zytokinaktivierung durch Titanoxidpartikel.

Zytokintest auf Mercaptane und Thioether

Devitale (tote) Zähne, also auch wurzelkanalbehandelte Zähne, können einen Herd für eine immunologische Reaktion darstellen. Selbst bei sehr sorgfältigem Vorgehen ist es fast ausgeschlossen, dass ein Zahn bei einer Wurzelkanalbehandlung von sämtlichem organischen Gewebe befreit wird (siehe Kapitel 5.4., wurzelkanalbehandelte Zähne). In der Folge entstehen zwangsläufig Abbauprodukte aus Eiweißen, und andere toxische und potentiell das Immunsystem aktivierende Stoffe wie Mercaptane und Thioether.

An anderer Stelle wurde bereits darauf hingewiesen, dass entzündliche Prozesse im Mund abgesehen von der möglichen immunologischen Reaktion vor allem durch die hohe Bindungsfähigkeit von Quecksilber an schwefelhaltige Substanzen wie Mercaptane oder Thioether ein hohes toxisches Potenzial besitzen („lipophile Supertoxine"). Wie bereits ausgeführt, besteht die besondere Problematik darin, dass die entstehenden Toxine lipophil[1] sind und deshalb in der Lage sind, durch die Zellmembran in die Zelle einzudringen.

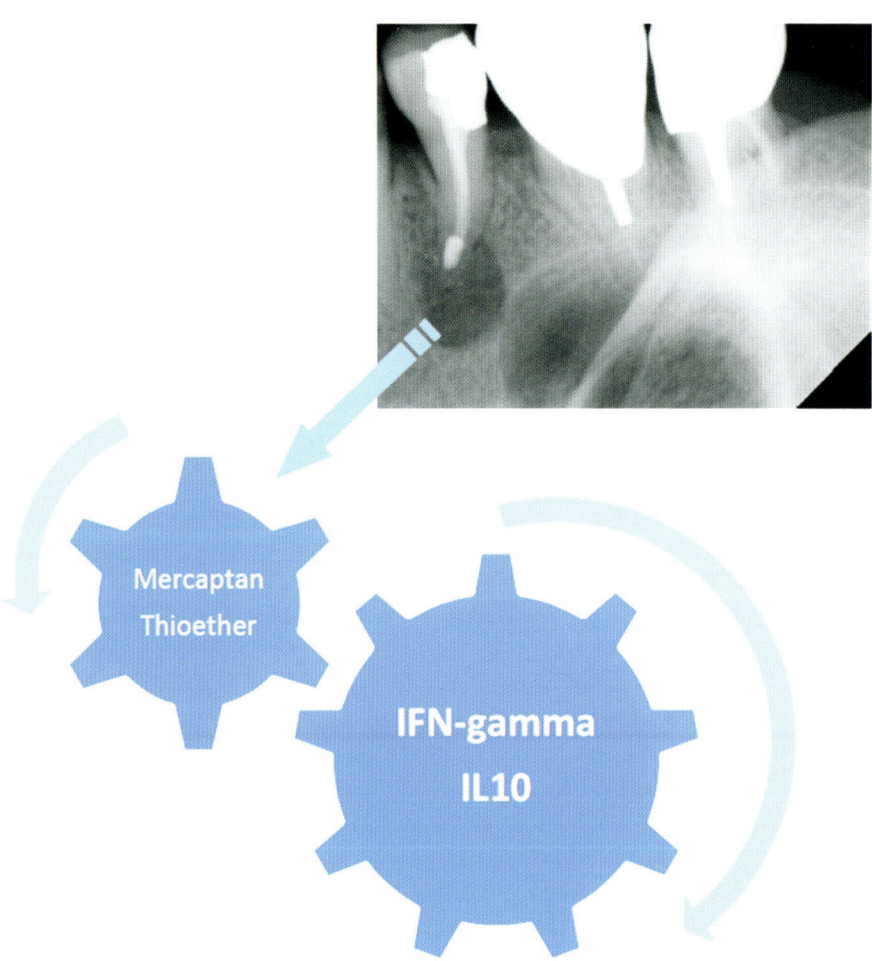

Abbildung 55: Mechanismus der Zytokinaktivierung durch Mercaptane und Thioether.

---

[1] Fettlöslich.

Die Frage, ob im individuellen Fall eine Sensibilisierung und möglicherweise eine durch diese Substanzen induzierte Entzündungsreaktion stattgefunden hat, lässt sich im Zytokintest klären. Eine andere, schnellere Möglichkeit, Toxine im Bereich devitaler Zähne nachzuweisen ist der Orotoxtest (siehe folgendes Kapitel).

Darüber hinaus gibt es eine Reihe weiterer möglicher Labortests. Die Entscheidung, welche Untersuchungen im Einzelnen durchgeführt werden sollen, wird in einem integrativen Behandlungskonzept in der Diskussion der mitwirkenden Therapeuten getroffen.

8.5. Orotoxtest

Der Orotoxtest dient dem Nachweis der Stärke einer Entzündung im Bereich eines devitalen Zahnes. Darüber hinaus lassen sich Toxine wie Mercaptane und Thioether nachweisen.

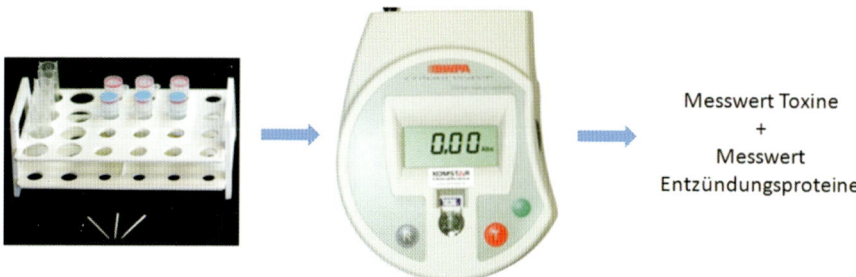

Abbildung 56: Systematik des Orotoxtests. Die Flüssigkeit aus dem Sulkus wird mit einer sterilen Papierspitze aufgenommen und mit Reagenzien in Kontakt gebracht. Ein Colorimeter werten den Farbumschlag objektiv aus.

Bei diesem Test wird die Flüssigkeit aus dem Sulkus[1] eines Zahnes auf eine sterile Papierspitze aufgenommen und mit verschiedenen Reagenzien in Kontakt gebracht. Entsprechend der Menge an Toxinen beziehungsweise Entzündungsproteinen kommt es in den Reagenzien zu einem Farb-

---

[1] Der Bereich zwischen Zahnfleisch beziehungsweise Kieferknochen und dem Zahn selbst, es handelt sich hier um einen hauchdünnen Spalt.

umschlag, der nach Augenmaß anhand einer Vergleichstabelle beurteilt werden kann. Objektiver wird die Auswertung jedoch durch ein Colorimeter vorgenommen, dass den Farbumschlag quantifiziert.

9. Prophylaxe statt Parodontitis

9.1. Professionelle Zahnreinigung und Biofilmmanagement

Die natürliche Zahnsubstanz in ihrer ursprünglichen Form zu erhalten ist der schonendste Weg der Zahnbehandlung. Der typische Begriff, der im Zusammenhang mit zahnärztlicher Prophylaxe fällt, ist die „professionelle Zahnreinigung".

Der Begriff hat sich etabliert und gewissermaßen in den Köpfen von Zahnärzten, Prophylaxemitarbeitern und Patienten eingebrannt. Doch er ist Ausdruck eines mechanistischen und die Eigenverantwortung des Patienten ignorierenden Denkens. Er stellt die perfekte Reinigung der Mundhöhle in den Vordergrund, unterstützt durch die verschiedensten teilweise systemisch toxischen Substanzen (zum Beispiel Fluoride in Zahncremes und Mundspüllösungen).
Dieses Denken blendet völlig aus, dass es sich bei Karies und Parodontitis jeweils um Erkrankungen multifaktorieller Entstehungsgeschichte handelt. Es blendet die Tatsache aus, dass die Mundhöhle niemals dauerhaft keimfrei, also frei von Bakterien und anderen Mikroorganismen ist und sein sollte, sondern ein Biotop darstellt. Sie blendet weiterhin die Interaktion dieses Biotops mit dem übrigen Organismus aus. Und auch, wenn Fluoridverbindungen in den meisten Prophylaxekonzepten eine ganz wesentliche Rolle spielen, so ist doch festzuhalten: Karies ist keine Fluoridmangelkrankheit. Menschen zur Kariesprophylaxe Fluoride zu empfehlen, ist, abgesehen von der Tatsache, dass diese systemisch möglicherweise toxisch sind, genau so, als würde man Mangelernährung propagieren, und diese durch Vitamintabletten kaschieren wollen. Dass beides nicht funktioniert, zeigen die hohe Zahl ernährungsbedingter Erkrankungen und die Tatsache, dass Karies eine Volkskrankheit ist, von der fast 100 Prozent der Bevölkerung betroffen ist.

Unsere Aufgabe ist es, das Biotop Mundhöhle im Gleichgewicht zu halten. Fast jeder Mensch reinigt seine Zähne heute mehr oder weniger gut und regelmäßig. Dennoch ist es bislang mehrheitlich nicht gelungen, Zähne mit hoher Sicherheit ein Leben lang zu erhalten.

Ein Prophylaxekonzept aus ganzheitlicher Sicht beachtet auch wesentliche Faktoren wie Ernährung und andere Lebensumstände. Es stützt sich auf mehrere Säulen. Es setzt bei den Ursachen einer Erkrankung an, nicht bei den Symptomen. Erst diese ganzheitliche Betrachtung hilft uns, Zähne möglichst ein ganzes Leben lang zu erhalten.

Biofilmmanagement

Natürlich ist es auch bei ganzheitlicher Betrachtung notwendig, die lokalen Verhältnisse (Zähne, Mundschleimhäute etc.) zu kontrollieren und wenn notwendig zu korrigieren. Kontrollieren und korrigieren bedeutet für uns allerdings, den Körper dabei zu unterstützen, dass die „Gesundheitserreger" die Krankheitserreger verdrängen können.

Um zu verdeutlichen, dass es sich hierbei im Gegensatz zu klassischen Prophylaxekonzepten nicht nur um eine rein mechanische Reinigung handeln kann, verwenden wir den Begriff „Biofilmmanagement".

Wir beschreiben mit diesem Begriff mehr als nur mechanische und chemische Eliminierung von potentiell pathologischen[1] Keimen.

Der Mensch kann nicht gesünder sein als der Mund, der ihn ernährt. Daher nimmt ein ganzheitliches Prophylaxekonzept zwar im Mund seinen Ausgangspunkt, vergisst aber andere wesentliche Parameter nicht.
Der zahnärztliche Teil unseres Konzeptes beginnt mit einer umfassenden Diagnostik. Ziel ist es zu erkennen, ob bei einem Patienten ein spezifisch erhöhtes Risiko für eine Karies oder Parodontitis besteht. Zu diesem Zweck führen wir eine umfassende und exakte Analyse und Dokumentation des Zahnfleischzustandes und der Zahnfleischtaschen mit Hilfe der sogenannten Florida-Probe (Abbildung 57) durch. Wir erfassen weitere relevante Faktoren, wobei der Ausgangszustand mittels Fotos dokumentiert wird. Darüber hinaus können bei Bedarf Karies- und Parodontitis-Risiko-Tests durchgeführt werden.

---

[1] Krankmachend.

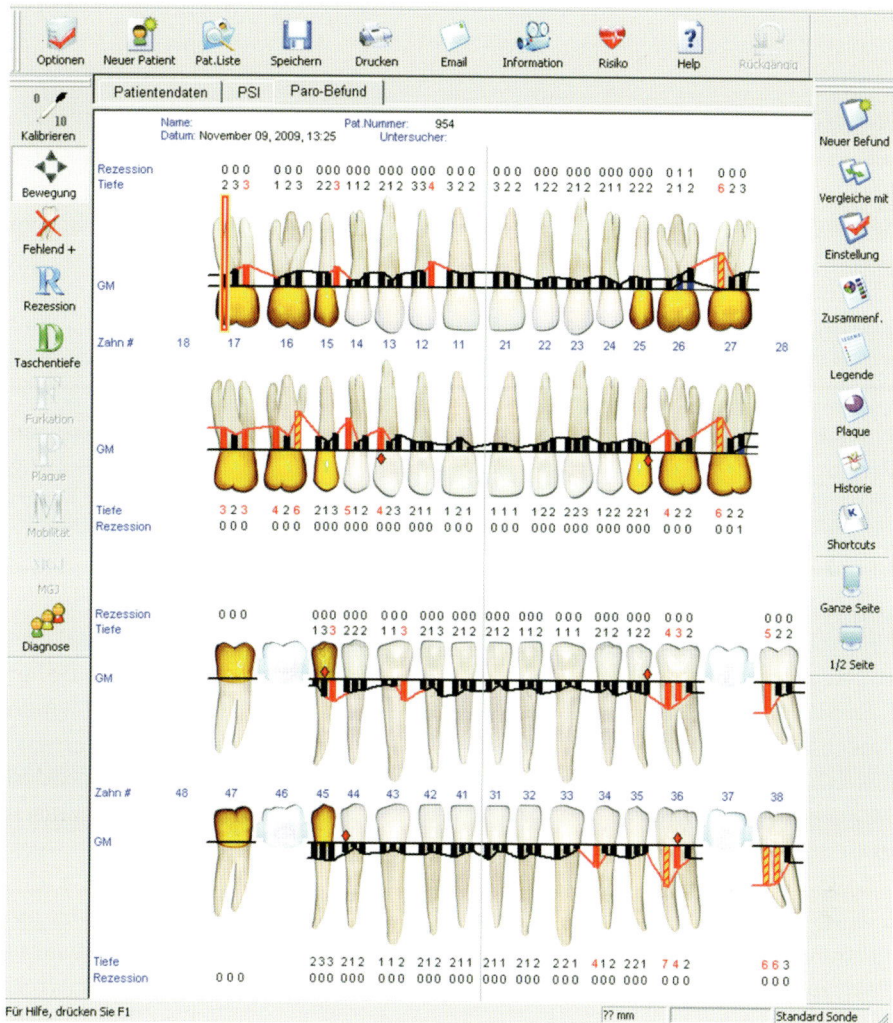

Abbildung 57: Umfassende Dokumentation und Auswertung mit dem Florida-Probe-System.

Im Rahmen der professionellen Zahnreinigung kommen je nach individuellem Bedarf die bekannten Hand- und Ultraschallinstrumente, ein Pulverstrahlgerät und verschieden Polierpasten zum Einsatz.

Für die nebenwirkungsfreie Desinfektion von infizierten Zahnfleischtaschen steht uns ein Ozongerät zur Verfügung. Ozon wirkt zuverlässig gegen

Bakterien, Viren, Pilze und Sporen. Diese Art der Desinfektion ist frei von Nebenwirkungen für den Menschen.

Ebenso wichtig ist es, sowie bei einer umfangreichen prothetischen als auch bei einer implantologischen Behandlung, zu Beginn ein langfristiges Prophylaxekonzept in Abhängigkeit von der individuellen Situation und den individuellen Bedürfnissen des Patienten zu entwickeln. Dies stellt den langfristigen Behandlungserfolg sicher.

Komplementäre Maßnahmen im Rahmen der Prophylaxe

Die Ernährung spielt, wie wir heute sicher wissen, bei vielen chronischen Erkrankungen eine wesentliche Rolle, so (natürlich) auch bei Karies und Parodontitis. Wir empfehlen unseren Patienten sich an Konzepten, wie sie in *The China Study* (38), *Food Revolution* (50) oder von Anthony Robbins in diversen Büchern (51, 52, 53) beschrieben werden, zu orientieren. Diese Konzepte plädieren für eine Ernährung, die tierische Proteine meidet (vegetarisch oder vegan), zumindest jedoch deutlich einschränkt (maximal 10 Prozent) und den Kohlehydratanteil der Nahrung auf ein Minimum reduziert. Die Ernährung hat unter anderem Einfluss auf die Immunabwehr, das Säuremilieu im Mund, die (Kiefer-) Gelenke, den Knochenbau. Ohne eine Optimierung der Ernährungsgewohnheiten gemessen an der heute „üblichen" Ernährung ist eine dauerhafte Gesundherhaltung des Biotops Mundhöhle wie auch des gesamten menschlichen Organismus praktisch ausgeschlossen.

Weitere Faktoren, die eine Rolle für die menschliche Gesundheit im Allgemeinen, aber auch die Zahngesundheit im Speziellen spielen sind psychische Komponenten (Stress), Rauchen, Medikationen u.v.m.

9.2. Fluoride in der Prophylaxe

Ein amerikanischer Mathematiker sagt mit Blick auf wissenschaftliche Belege zur Wirksamkeit von Fluoriden: „Die von den Befürwortern der Kariesprophylaxe mit Fluorid vorgelegten Erfolgsstatistiken verwende ich in meinen Vorlesungen als Anschauungsmaterial dafür, wie Statistiken auf keinen Fall gemacht werden dürfen".

Es ist in der Tat so, dass Fluoride den Zahnschmelz gegen Säure resistenter machen. Allerdings begünstigen Fluoride auch eine Reihe von Beschwerden (73):

- Allergien
- Herz- und Kreislauferkrankungen
- Arterienverkalkung
- Bluthochdruck
- Thrombosen
- Arthrose und Osteoporose
- Muskel- und Gelenkschmerzen
- und viele mehr

Als größter Feind der Zähne wurde von der Industrie der Kristallzucker identifiziert. Kaum ein Wort darüber, dass auch andere kohlenhydrathaltige Nahrungsmittel, eigentlich müssten wir sie als Genussmittel bezeichnen, praktisch dieselben kariogenen[1] Eigenschaften haben. Kaum ein Mensch kommt heute an kohlenhydrathaltigen Nahrungsmitteln vorbei, Brot wird sogar als Grundnahrungsmittel bezeichnet. Bezeichnenderweise nicht als Lebensmittel, denn mit Leben hat Brot, ebenso wie alle anderen kohlenhydrathaltigen Nahrungsmittel in der Menge, in der sie in unserer Gesellschaft konsumiert werden, nichts zu tun. Und die meisten Ärzte und Zahnärzte haben längst vor der Gedanken- und Verantwortungslosigkeit dieser Gesellschaft beziehungsweise ihrer Mitglieder kapituliert, indem sie einwilligen, ein Gift mit einem Gift zu bekämpfen.

Doch was bedeutet dies konkret? Sicherlich lässt sich die Inzidenz[2] von Karies durch Fluoridierung reduzieren. Doch um welchen Preis? Kohlenhydrate schädigen nicht nur die Zähne, sondern den gesamten Organismus, und das Fluorid selbst kann, wie bereit geschrieben, ebenfalls eine Reihe von Beschwerden auslösen.
Bis heute gibt es keine nachhaltigen Belege dafür, dass das Enzymgift Fluorid für den Menschen frei von Nebenwirkungen ist. Dennoch werden Fluoride schon Säuglingen verabreicht.

Ist das der richtige Weg? Gesunde Zähne *und* ein gesundes Leben sind mit diesem Verhalten in jedem Fall nicht vereinbar. Das Verhalten passt

---

[1] Karies verursachend.

[2] Häufigkeit, mit der etwas auftritt.

möglicherweise in die Denk- und Verhaltensstrukturen einer geistig degenerierten Gesellschaft, das Ergebnis dieser Strukturen lässt sich an der steigenden Zahl chronischer Erkrankungen ablesen.

Karies ist keine Fluoridmangelkrankheit, sondern das Ergebnis von individuellem Fehlverhalten.

9.3. Xylit: Wirksam gegen Karies ohne Nebenwirkungen

Die erste wissenschaftliche Studie zu Xylit[1] stammt aus den Jahren 1972 bis 1974. Sie wurde in Finnland durchgeführt.

Kariesreduktion um mehr als 80 Prozent

In der zweijährigen Studie wurde in einer Gruppe von Testpersonen Zucker in der Ernährung beinahe vollständig durch Xylit ersetzt. Die Studie erbrachte eine hochsignifikante Reduktion der Karies von über 85 Prozent in der „Xylitgruppe" gegenüber der Vergleichsgruppe der „Zuckeresser".
Eine zweite Untersuchung, eine einjährige Kaugummistudie, wurde gestartet, als die zweijährige Studie noch voll im Gang war. Diese wurde initiiert, weil bereits in der ersten Hälfte der ersten Studie beobachtet wurde, dass einige Probanden in der „Xylitgruppe" mit der Zeit niedrigere DMF-Werte[2] aufwiesen. Der DMF-Wert gibt an, wie starke die Zähne geschädigt sind. Mit anderen Worten, die Wissenschaftler fanden Personen, die eine sogenannte Kariesreversion aufwiesen, bei denen also Kariesläsionen unter Xylitgabe wieder ausheilten. Mit der Kaugummistudie sollte eine geringere Xylitaufnahme nur über Kaugummis simuliert werden, bei ansonsten gleicher Ernährung. Trotz der erheblich geringeren Aufnahme von Xylit entwickelte die „Xylitkaugummigruppe" innerhalb dieses einen Jahres 82 Prozent weniger Karies als die Vergleichsgruppe. So konnte belegt werden, dass es nicht notwendig ist, die Ernährung völlig auf Xylit umzustellen, um eine effektive Kariesreduktion zu erreichen. Kleinere Xylitmengen sind auszureichend.
Inzwischen ist durch zahlreiche weitere umfangreiche Studien belegt, dass Xylit die Kariesinzidenz nachhaltig und signifikant reduziert.

---

[1] Häufig auch mit dem englischen Wort Xylitol bezeichnet.

[2] DMF steht für **d**ecayed (=zerstört), **m**issing (=fehlend), **f**illed (=gefüllt). Der DMF-Wert ist also ein Maß dafür, wie gesund oder krank die Zähne eines Menschen sind.

„Xylit ist ein natürliches Kohlenhydrat, das ursprünglich aus Birkenrinde gewonnen wurde. In den Mengen, die für die Prävention von Zahnkaries notwendig sind (weniger als ca. 15 Gramm täglich), ist Xylit (…) gesundheitlich unbedenklich" (74).

„So bald die ersten Zähne durchbrechen, können kleine Mengen eines Xylitsirups oder einer Xylitlösung mit einer Pipette in den Mund eingegeben werden. Eine andere Möglichkeit ist, ein Pad oder Wattestäbchen mit Xylitlösung anzufeuchten und die Zähne und das Zahnfleisch vorsichtig damit zu reiben. Besondere Schnuller für die Xylitfreigabe sind getestet worden. Im Alter von zwei Jahren können Kinder anfangen, kleine, runde und brüchige Pastillen sowie Kaugummis unter der Aufsicht der Eltern anzuwenden. Untersuchungen haben gezeigt, dass Kleinkinder weniger Mittelohrentzündungen haben, wenn sie Xylit anwenden. Es wird nicht notwendig sein, Kindern mit Mittelohrentzündung so oft Antibiotika zu verschreiben. Optimal für die Xylitanwendung ist die Zeit, wenn permanente Zähne durchbrechen" (74).

Xylit in Rohkostqualität

Wir empfehlen Xylit in Rohkostqualität zu kaufen und nur solches, das aus Birkenrinde gewonnen wurde. Andernfalls ist es möglich, dass die Ausgangsprodukte gentechnisch manipuliert worden sind. Sie können Xylit schon verarbeitet, zum Beispiel über Kaugummis zu sich nehmen, aber auch in Kristallform, wie den klassischen Zucker.

10. Sachgerechte Entfernung von Amalgam und anderen Metallen

In der Überschrift dieses Kapitels wird bewusst zwischen Amalgam und anderen Metallen unterschieden, obwohl Amalgame lediglich eine Sonderform von Legierungen darstellen. Kurze Rekapitulation: Was unterscheidet Amalgam von anderen Metallen beziehungsweise Metall-legierungen?

Das Besondere an Amalgam ist, dass es in erheblichen Mengen Quecksilber enthält. Quecksilber gilt als das giftigste nicht radioaktive Element, es ist das einzige Metall, das bei Raumtemperatur flüssig ist. Diese beiden Besonderheiten erklären, warum wir im Umgang mit Amalgam besondere Vorsichtsmaßnahmen benötigen.

Für das Einlagern von Sondermüll (Amalgam) in den Mund des Patienten und das Entfernen aus dem Mund der Patienten gibt es keine gesetzlichen Regelungen. Daher ist für den verantwortlichen Behandler wichtig, selbst Konzepte zu entwickeln, Fremdstoffe, die toxisch oder im individuellen Fall unverträglich sind, sicher und ohne weitere Schädigung des Patienten zu entfernen. Es gibt also für die Behandlung kein festgeschriebenes verbindliches oder von offizieller Seite empfohlenes procedere.

Unser Behandlungsprotokoll ist aus der langen und intensiven Zusammenarbeit mit verschiedenen Ärzten anderer Fachrichtungen, unter anderem der Open Mind Academy und der Diskussion mit zahnärztlichen Kollegen entstanden. Es unterliegt einer kontinuierlichen Evolution, indem wir es regelmäßig dem aktuellen Wissensstand anpassen.

Wir kennen (bislang) keine Einzelmaßnahme, die den Patienten vollständig vor schädlichen Nebenwirkungen der Metallentfernung, insbesondere der Amalgamentfernung schützt. Daher ist es sinnvoll und notwendig durch die Bündelung der im Folgenden geschilderten Maßnahmen eine zusätzliche Belastung durch die Entfernung für den Patienten möglichst auszuschließen.

Wir empfehlen, alle Metalle im Mund, nicht nur Amalgam, unter Schutzmaßnahmen zu entfernen, um die Belastung des Organismus auf ein Minimum zu reduzieren.

Bei der Entfernung speziell des Amalgams bedarf es allerdings besonderer Sorgfalt, weil es, wie bereits dargestellt, das extrem giftige Quecksilber in sehr großen Mengen enthält, das als einziges Metall bei Raumtemperatur flüssig ist. Daher werden nicht nur, wie bei anderen Metalllegierungen kleine Partikel freigesetzt, sondern es entstehen zusätzlich hochgiftige Quecksilberdämpfe.

Ein sehr illustratives Video mit dem Titel „smoking teeth" auch mit deutscher Übersetzung finden Sie im Internet[1].

Ist nicht sichergestellt, dass die Metallentfernung unter optimalen Schutzmaßnahmen stattfinden kann, sollte darauf verzichtet werden. Eine nicht sachgerechte Amalgamentfernung kann zu massiven gesundheitlichen Schäden führen, die auch durch eine optimale medikamentöse Ausleitung kaum zu heilen sind.

Während einer Schwangerschaft oder der Stillzeit sollte Amalgam auf keinen Fall entfernt werden, da es trotz aller Vorsichtsmaßnahmen zu einer Belastung des Körpers mit Quecksilber kommen kann. Auch andere Manipulationen an Amalgamfüllungen, zum Beispiel die Politur der Füllungen oder Zahnreinigungen (an den Füllungen) sind unbedingt zu vermeiden.

10.1. Protokoll der Amalgam- beziehungsweise Metallentfernung

Über die zu behandelnden Zähne wird eine Gummifolie (für Allergiker auch latexfrei), der sogenannte Kofferdam gezogen, die die gesamte Mundhöhle abdeckt und aus der nur die zu behandelnden Zähne herausschauen. Dadurch können keine Metallsplitter und kein Schleifstaub in die Schleimhaut der Mundhöhle eindringen oder in den Verdauungstrakt oder die Atemwege gelangen (Abbildung 58).

Der sogenannte clean-up-Sauger umfasst den gesamten zu behandelnden Zahn vollständig. Dadurch werden Splitter und Dämpfe sofort am Entstehungsort abtransportiert. Wenn möglich, wird parallel ein zweiter Absauger verwendet (Abbildung 59).

---

[1] Das Video ist zu finden unter http://www.heilpraktiker-peter-kern.de. Es zeigt sehr anschaulich die aus Amalgam freiwerdenden Quecksilberdämpfe, illustriert die Verteilung von Quecksilber bereits wenige Tage nach dem Legen einer Amalgamfüllung und benennt zahlreiche Untersuchungen und Studien zu den Auswirkungen des Quecksilber aus Amalgamfüllungen.

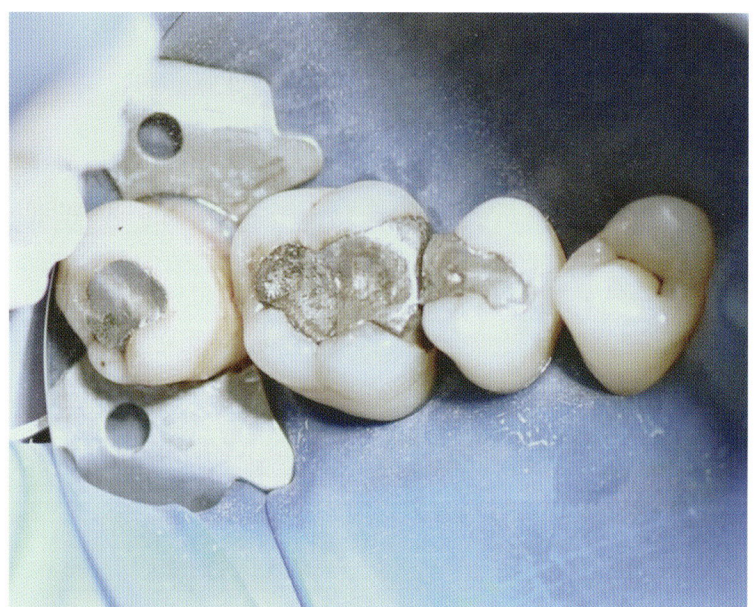

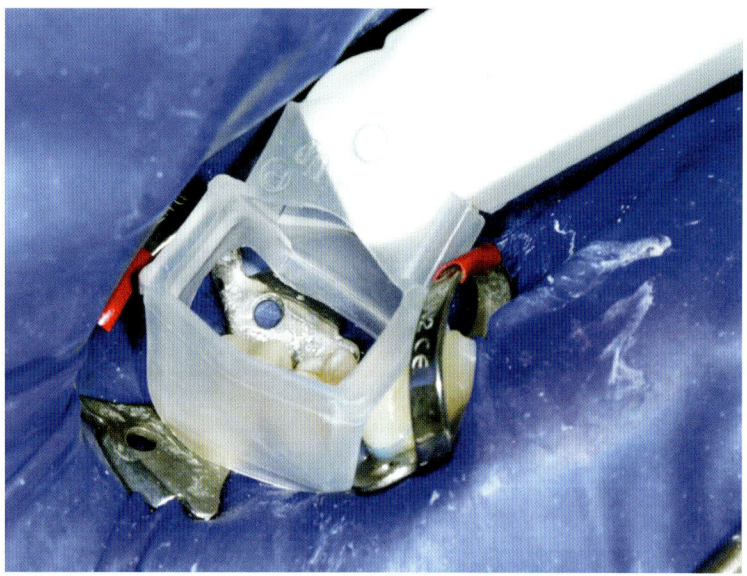

Abbildungen 58 und 59: Kofferdamschutz über amalgamgefüllten Zähnen isoliert das Arbeitsfeld optimal. Der clean-up-Sauger umfasst den Zahn vollständig und schützt die Umgebung vor Kontamination.

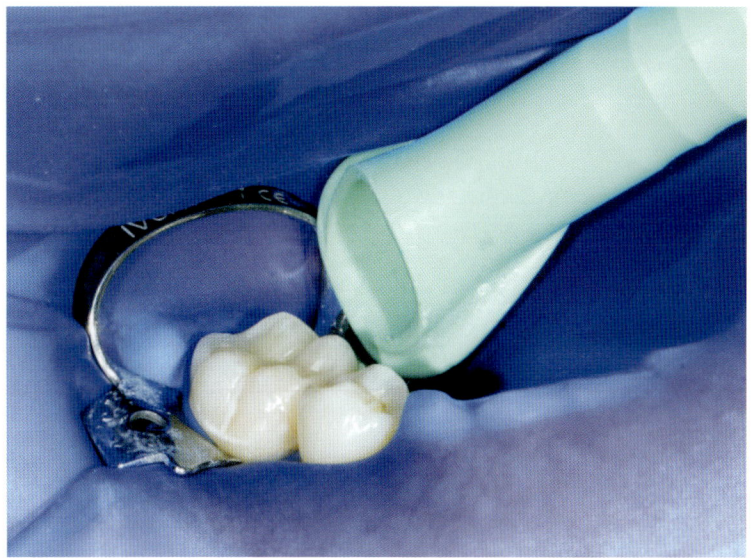

Abbildung 60: Normaler Absauger im Vergleich zum Clean-up-Sauger. Durch den fehlenden Schutz können Partikel bei hohen Umdrehungszahlen des Schleifers ungehindert in die Umgebung geschleudert werden. Auch Dämpfe können leichter entweichen. Die Aufnahme erfolgte nach metallfreier Versorgung mit vollkeramischen Inlays.

Während der Amalgamentfernung wird dem Patienten über eine Nasensonde reiner Sauerstoff und durch eine darüber liegende Nasenmaske saubere Luft zugeführt (Abbildung 61). Der Überdruck in der Nasenmaske verhindert, dass der Patient die mit toxischen Quecksilberdämpfen kontaminierte Luft einatmet. Zur Sicherheit, falls dennoch Quecksilberdämpfe in den Nasenbereich gelangen, oxidiert der zusätzlich zugeführte Sauerstoff das freie Quecksilber (Hg) im Quecksilberdampf zu dem polaren Hg^{2+}. Dadurch wird die Passage durch die Alveolen der Lunge in das Blut und damit die Aufnahme in den Körper erschwert.

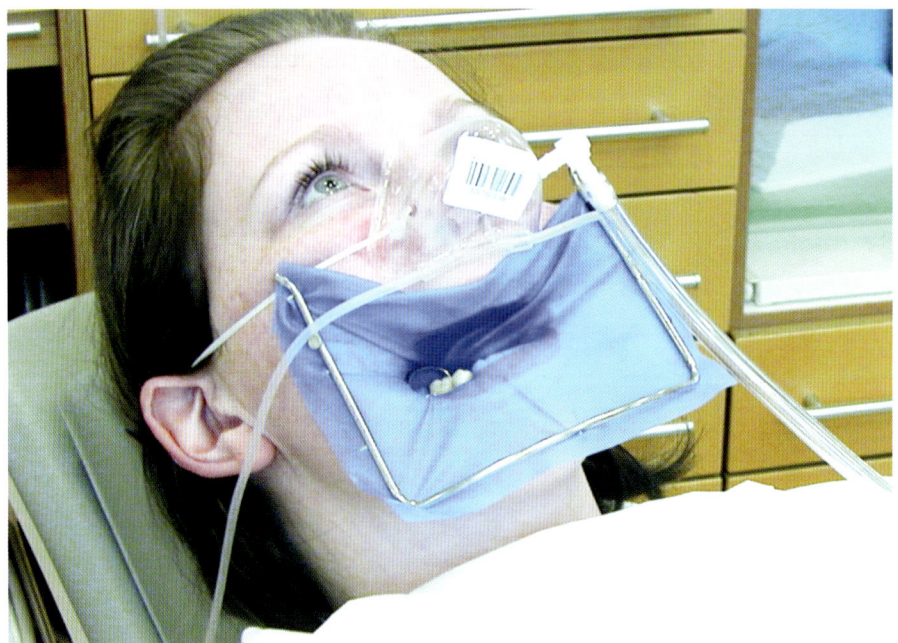

Abbildung 61: Nasenmaske mit Zufuhr sauberer Luft (Schlauch rechts auf dem Bild), zusätzlich reiner Sauerstoff über die Nasensonde (Schlauch links im Bild). Die zu behandelnden Zähne sind durch den Kofferdam bereits isoliert.

Diese Maßnahmen sind extrem wichtig, weil Quecksilberdämpfe in der Lunge über die gut durchbluteten Alveolen vollständig in den Organismus aufgenommen werden.

Werden andere Metalllegierungen entfernt, ist die Luftzufuhr entbehrlich, da nach derzeitigem Wissen keine toxischen Metalldämpfe entstehen. In Einzelfällen, zum Beispiel wenn der Patient mit schweren chronischen Erkrankungen wie ALS, Autismus, MS, AD(H)S konfrontiert ist, verwenden wir auf Empfehlung von Umweltmedizinern aus prophylaktischen Gründen die Luftzufuhr dennoch.

Die eigentliche Entfernung erfolgt mit niedrigen Drehzahlen (keine Turbine) und mit schneidenden Hartmetallbohrern, nicht abtragend mit diaman- tierten Instrumenten. Es wird versucht, die Füllung am Rand zu umbohren und in möglichst großen Stücken zu entfernen. Auch das unter der Füllung liegende Dentin ist in der Regel kontaminiert und muss im Rahmen der Möglichkeiten bis in nicht kontaminierte Bereiche abgetragen werden.

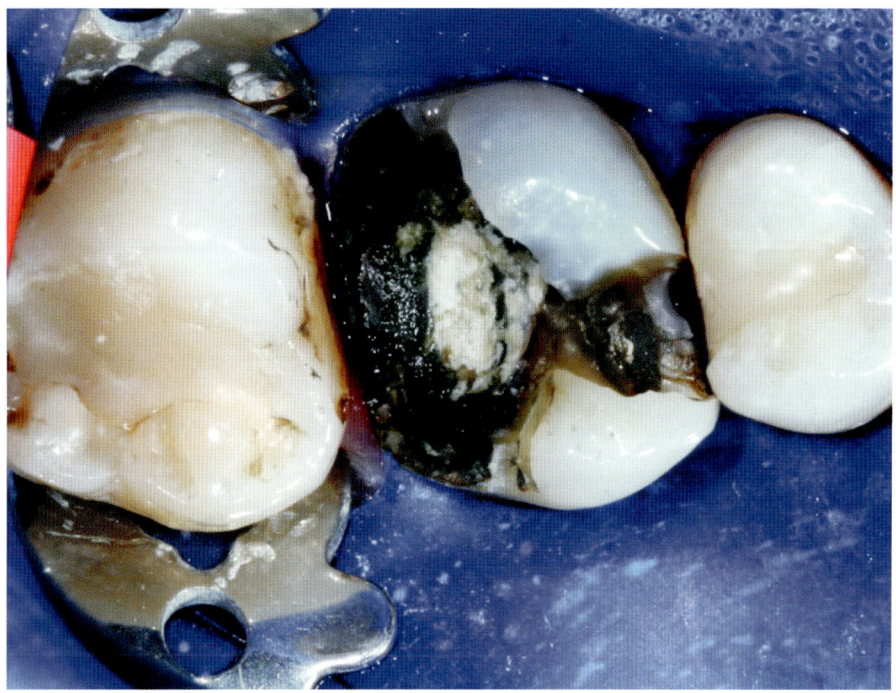

Abbildung 62: Das freiliegende Dentin unmittelbar nach der Entfernung der Amalgam-füllung. Durch die starke Korrosion der Füllung wurden Bestandteile wie Quecksilber und Silber frei und haben das umgebende Dentin infiltriert und verfärbt.

Durch die Amalgamentfernung wird die umgebende Raumluft mit Quecksilberdämpfen kontaminiert. Nachdem die Füllungen entfernt sind, sollte daher für die weitere Behandlung der Raum gewechselt werden oder die Raumluft muss durch Ventilation aktiv ausgetauscht werden (Abbildung 63).

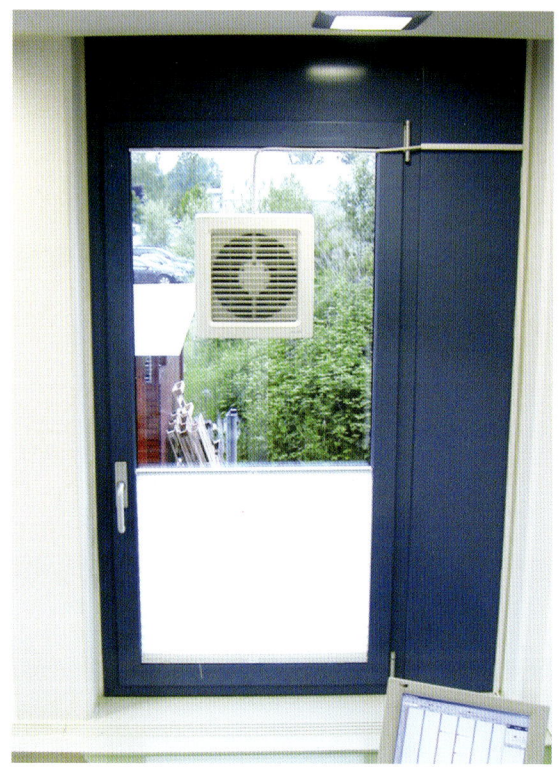

Abbildung 63: Ein Ventilator in der Scheibe sorgt dafür, dass die kontaminierte Luft aus dem Behandlungsraum abtransportiert wird.

Schließlich gelten auch für den Zahnarzt und die Assistenz besondere Schutzmaßnahmen: Sie tragen bei der Amalgamentfernung Atemschutzmasken, die die giftigen Quecksilberdämpfe aus der Luft filtern oder wie der Patient, Masken, die einen Überdruck aus nicht kontaminierter Frischluft erzeugen (Abbildung 64).

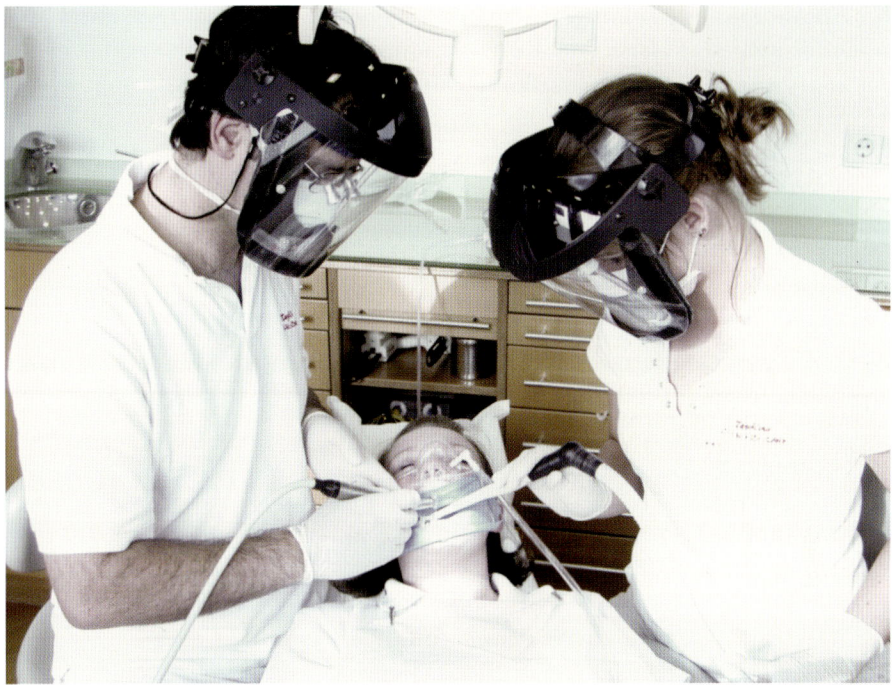

Abbildung 64: Kofferdam, clean-up-Sauger, Sauerstoff- und Luftzufuhr für den Patienten, Sicht- und Atemschutz mit Frischluftzufuhr für Behandler und Assistenz.

Medikamentöse Unterstützung nach Metallentfernung

Unmittelbar nach der Metallentfernung kann der Mund mit zehn- bis zwanzigprozentigem Natriumthiosulfat ausgespült werden (nicht schlucken), die Kavität kann mit Chelatbildnern[1] wie EDTA oder DMPS ausgewaschen werden. Anschließend kann eine weitere Ampulle Natriumthiosulfat geschluckt werden.

In Fällen schwerer chronischer Grunderkrankungen kann es, in Absprache mit dem behandelnden Co-Therapeuten sinnvoll zu sein, während des Ausbohrens oder unmittelbar danach eine Infusion mit dem Chelatbildner DMPS zu geben.

---

[1] Ein Chelatbildner oder Chelator ist eine Substanz, die zum Beispiel Metalle bindet, indem sie mehrere chemische Verbindungen zum Metallion aufbaut. Er nimmt das Ion „in die Zange", dadurch entsteht eine sehr stabile Verbindung des Chelators zum Metallion.

Bei Autoimmunerkrankungen wird drei Tage vor und drei Tage nach Metallentfernung die Gabe von Kortison empfohlen, um Verschlechterungen der zugrunde liegenden Erkrankung (Multiple Sklerose, Polyarthritis etc.) zu vermeiden (16). Insbesondere bei schweren Grunderkrankungen sollte die Tätigkeit des Zahnarztes unbedingt mit dem Therapeuten der Grunderkrankung koordiniert werden.

10.2. Versteckte Metalldepots

Wenn die Metallentfernung aus medizinischen Gründen indiziert ist, dann müssen konsequent alle Metalle entfernt werden. Nicht selten stellen sich „sanierte" Patienten bei uns vor, deren Beschwerden sich nicht oder kaum gebessert haben.

Ursache sind, neben einer unzureichenden oder gar fehlenden Aufbau- und Ausleitungstherapie in vielen Fällen versteckte Metalldepots:

- Amalgam als Material von Aufbaufüllungen unter Kronen.
- Amalgam als apikaler[1] Verschluss zur retrograden[2] Wurzelkanalfüllung.
- Silberstifte als Material zur Wurzelfüllung.
- Tätowierungen und kleine Partikel im Knochen und der Gingiva[3] durch Amalgam und andere Metalle.
- Vergessenes überstopftes Wurzelfüllmaterial nach Zahnentfernung.

Noch heute wird von vielen Zahnärzten Amalgam als Material für Aufbaufüllungen unter Kronen verwendet, obwohl dies, wie auch die Anwendung für (retrograde) Wurzelkanalfüllungen, selbst laut einer Risikobewertung des Bundesinstitut für Arzneimittel und Medizinprodukte seit vielen Jahren nicht mehr indiziert ist (54). Amalgamfüllungen unter Kronen entfalten jedoch dieselbe Wirkung wie sichtbare Amalgamfüllungen, da das Quecksilber den Weg in den Körper über die Pulpa findet. Wegen des

---

[1] An der Wurzelspitze.

[2] Bei einer retrograden Wurzelkanalfüllung erfolgen die Füllung und der Verschluss des Wurzelkanals nicht wie üblich aus der Richtung der Zahnkrone, sondern über die chirurgisch freigelegte Wurzelspitze.

[3] Zahnfleisch.

direkten Kontakts mit einer anderen Metalllegierung können korrosive Effekt sogar noch verstärkt werden.

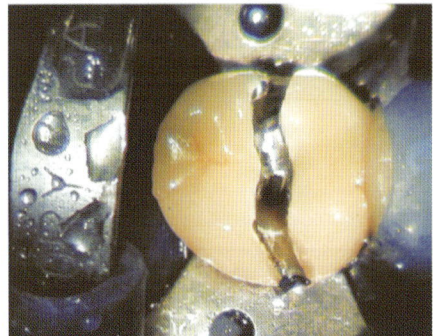 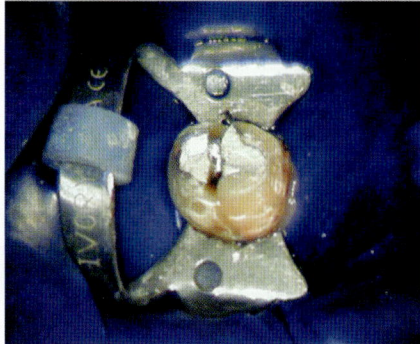

Abbildungen 65 und 66: Um eine Krone ohne Beschädigung des Zahnes entfernen zu können, wird sie geschlitzt, kann dann aufgebogen und meist relativ leicht entfernt werden. Hier wurde bei der Schlitzung bereits die unter der Krone befindliche Amalgamfüllung sichtbar, so dass die Schutzmaßnahmen für die weitere Behandlung rechtzeitig verstärkt werden konnten.

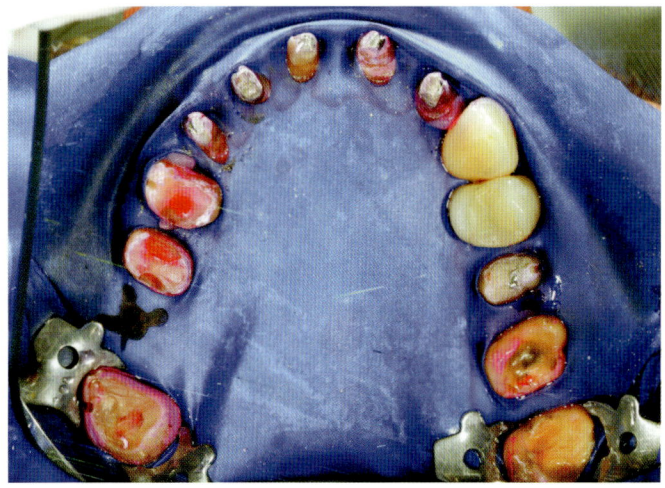

Abbildung 67: Die Kronen auf den Zähnen im Oberkiefer wurden entfernt. In einigen Zähnen befinden sich Amalgamfüllungen. Die rote Färbung wird durch den sogenannten Kariesdetektor hervorgerufen. Die Flüssigkeit aufgetragen auf die Zähne zeigt dem Zahnarzt an, wo sich noch Restkaries befindet.

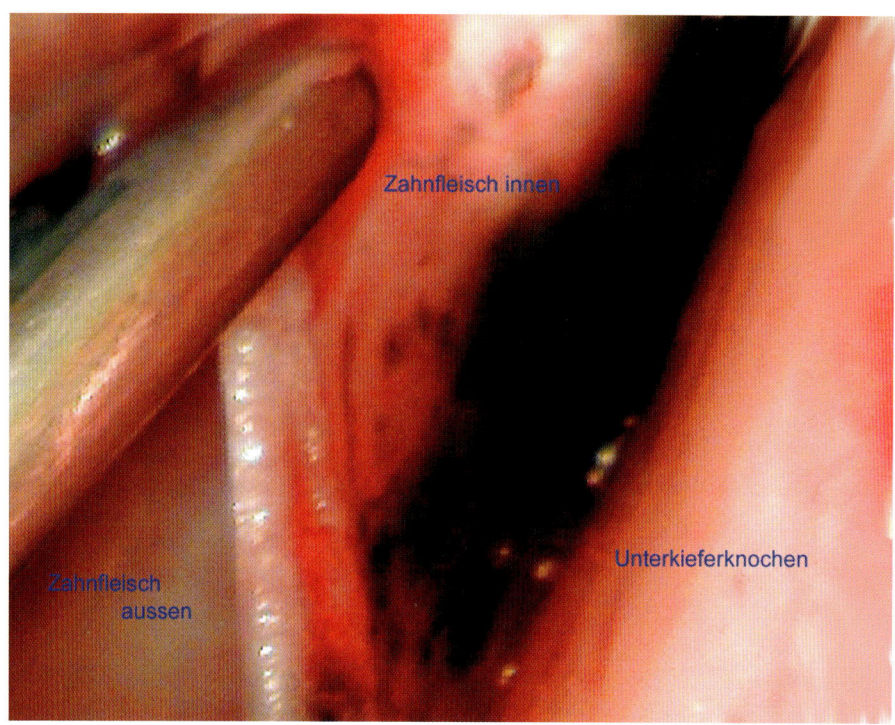

Abbildung 68: Tätowierungen in der Schleimhaut durch Amalgamsplitter nach unsachgemäßer Amalgamentfernung.

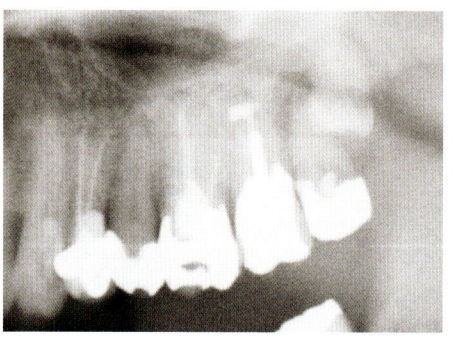 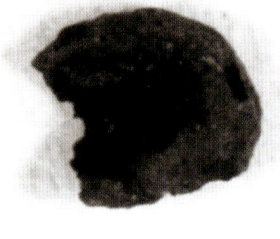

Abbildungen 69 und 70: „Retrograder Verschluss" einer Zahnwurzel mit Amalgam im Rahmen einer Wurzelspitzenresektion. Das korrodierte Amalgamstück (circa 3x4mm) wurde nach Zahnentfernung aus dem Knochen entfernt. Die aus dem Stück gelösten Metallionen haben die Zahnwurzel und den umgebenden Knochen infiltriert und sind so in den Körper gelangt.

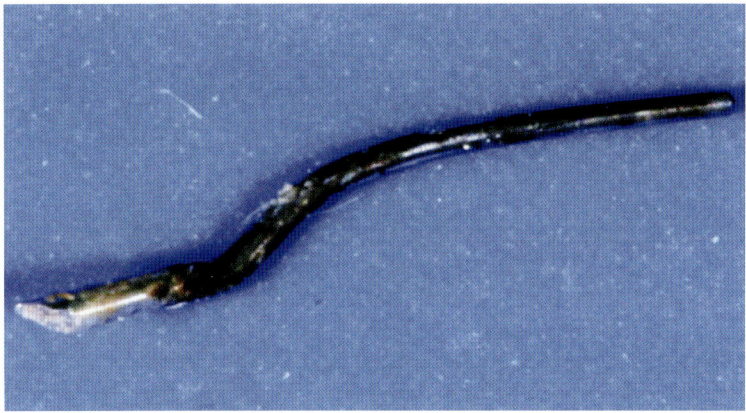

Abbildung 71: Korrodierter Silberstift nach Entfernung aus einem wurzelbehandelten Zahn. Die aus dem Stift gelösten Metallionen haben die Zahnwurzel und den umgebenden Knochen infiltriert und sind so in den Körper gelangt.

10.3. Titanimplantate

Unser Konzept beinhaltet, alle Metalle aus der Mundhöhle zu entfernen. Dies gilt für Titanimplantate nur eingeschränkt. Unsere Erfahrung ist, dass diese Implantate in der Regel vom Organismus toleriert werden, wenn Titan das einzige Metall im Mund ist. In einigen Fällen macht es das Krankheitsbild jedoch notwendig, auch Titanimplantate zu entfernen.

Die Ursache für die relativ gute Verträglichkeit von Titan ist, dass es in den Implantaten praktisch in Reinform (99,9 Prozent) vorliegt, also keine Legierung verschiedener Metalle ist. Titan bildet an der Luft eine äußerst beständige oxidische Schutzschicht aus, die es korrosionsbeständig macht. Diese keramischen Eigenschaften an der Oberfläche der Titanimplantate könnten dafür verantwortlich sein, das Titan eine so hohe Biokompatibilität aufweist. Dies bedeutet für uns, dass wir zunächst versuchen, Patienten mit Ausnahme der bereits vorhandenen Titanimplantate nach unserem Konzept metallfrei zu sanieren und durch Co-Therapeuten entgiften zu lassen. Nur wenn das Beschwerdebild sich nicht entsprechend den individuellen Erwartungen verbessert hat, müssen auch Titanimplantate entfernt werden.

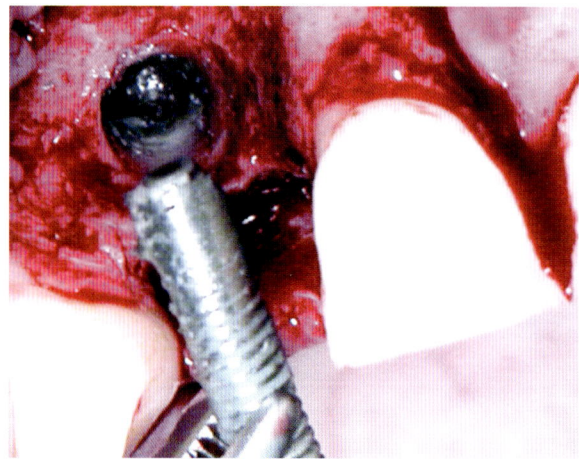

Abbildung 72: Bei der engen „Knochen schonenden" Entfernung des Titanimplantats, hier wegen einer Fraktur, mit einem sogenannte Trepanbohrers[1] wurde das Implantat beschädigt. Späne wurden in den umgebenden Knochen geschleudert, das Implantatbett ist vollständig kontaminiert mit Metalldebris.

Die Entscheidung zur Implantatentfernung muss auch deshalb besonders kritisch abgewogen werden, weil der Eingriff zu einem starken Knochenverlust führt. Dies erschwert die spätere prothetische Versorgung erheblich und stellt neben der zahnmedizinischen Herausforderung eine nicht zu unterschätzenden psychische Belastung für den Betroffenen dar.
Der Operateur steht vor der unschönen Entscheidung, entweder möglichst Knochen schonend zu arbeiten oder er geht das Risiko ein, durch den passgenauen Hohlbohrer den Implantatkörper bei der Explantation zu verletzen und dadurch eventuell den umgebenden Knochen mit Titanspänen zu kontaminieren (Abbildung 72). Möchte er dieses Risiko vermeiden, muss er einen Sicherheitsabstand zum Implantat einhalten und es zusammen mit gesundem Knochen entfernen. Im letzteren Fall entsteht ein relativ großer knöcherner Defekt, der häufig eine spätere Implantation mit metallfreien Implantaten deutlich erschwert. In jedem Fall ist der Mehraufwand für den Patienten, psychisch, zeitlich und finanziell enorm.

Leider gibt es dennoch Fälle, in denen Titanimplantate entfernt werden müssen.

---

[1] Hohlfräse.

10.4. Zeitrahmen der Metallentfernung

Wenn keine allgemeinmedizinischen Gründe entgegenstehen, empfehlen wir, die Metallentfernung innerhalb einer Woche abzuschließen. Insbesondere bei lebensbedrohlichen, progredienten, neurologischen oder Autoimmunerkrankungen halten wir eine rasche Entfernung der Metalle zur Vermeidung immunologischer Reaktionen für vorteilhaft.

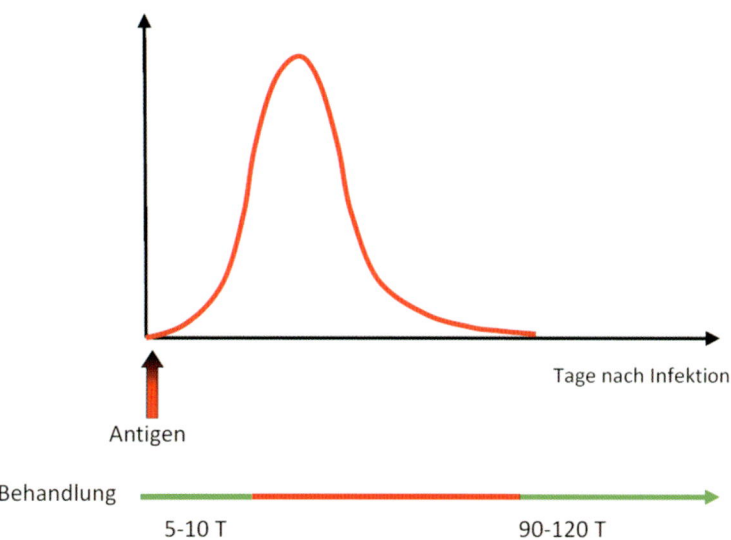

Abbildung 73: Stärke der möglichen Immunreaktion in Abhängigkeit von der verstrichenen Zeit ab Reiz (hier Amalgamentfernung).

Das Immunsystem wird durch die Belastung, die auch bei optimalen Schutzmaßnahmen entstehen kann, alarmiert. Bereits nach 120 bis 240 Stunden (5-10 Tagen) ist eine maximale Immunantwort des Körpers auf einen Reiz möglich (Abbildung 73). Um eine weitere Belastung durch die immunologische Antwort des Organismus zu vermeiden, sollte die Metallentfernung zu diesem Zeitpunkt bereits abgeschlossen sein.

Es gibt auch Fälle, in denen Patienten keine großen körperlichen Reserven mehr haben. Hier hat sich ein deutlich langsameres Vorgehen, gegebenenfalls parallel zu einer aufbauenden Therapie durch Vitamine, Spurenelemente und Mineralstoffe bewährt.

11. Chirurgische Revision des Kieferknochens

Mit dem Begriff chirurgische Revision bezeichnen wir chirurgische, also invasive Maßnahmen, die dazu dienen, den Kieferknochen in einen möglichst unbelasteten Zustand (zurück) zu versetzen. Ziel ist es, einen Kieferknochen zu schaffen, der frei von Entzündungen und Fremdmaterialien ist.

11.1. Zahnentfernung unter ganzheitlichen Kautelen[1]

Zähne müssen in der Regel entfernt werden, weil sich zunächst der Zahnnerv, später der knöcherne Bereich um die Wurzelspitze in Folge einer tiefen Karies entzündet hat, weil sich im Rahmen einer Parodontitis der gesamte Zahnhalteapparat entzündet hat oder ein Zahn durch ein Trauma massiv geschädigt ist.

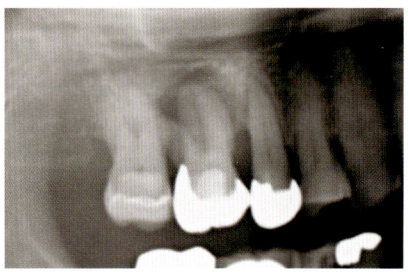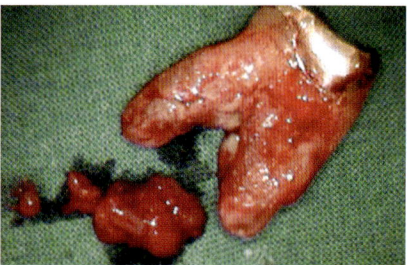

Abbildungen 74 und 75: Röntgenologische Darstellung der umfangreichen Entzündung im Bereich der Wurzelspitze des zweiten Zahnes von links (Zahn 16). Der auf dem Röntgenbild dunkle Bereich an der Wurzelspitze zeigt das erhebliche Ausmaß der Entzündung. Der dunkle Bereich entsteht dadurch, dass der Knochen von Bakterien und deren Stoffwechselprodukten zerstört wird. Das zweite Bild zeigt den extrahierten Zahn, bedeckt mit einem dichten Bakterienrasen, sowie Teile des umgebenden entzündeten Gewebes.

Der Zahn muss möglichst wenig traumatisch und vollständig entfernt werden. Weiterhin ist dafür zu sorgen, dass Entzündungsgewebe im Zahnfach und eine vorhandene Entzündung im Knochen vollständig beseitigt

---

[1] Rahmenbedingungen.

werden. Ebenso wichtig ist, dass im Heilungsverlauf keine Fremdkörper von außen in die Wunde gelangen können. Schließlich sollte sichergestellt sein, dass die ursprüngliche Form des Kieferkamms weitgehend erhalten bleibt, damit in der Folge funktionell und ästhetisch optimaler Zahnersatz eingegliedert werden kann.

Um diese Ziele zu erreichen, halten wir es für erforderlich, dass nach der Zahnentfernung die knöcherne Umgebung des Zahnes je nach vorliegendem Entzündungsgrad mehr oder weniger umfangreich ausgeschabt und ausgefräst wird, um die Infektion vollständig zu entfernen. Anschließend desinfizieren wir den Knochen mit Ozon. Wie bereits an anderer Stelle angesprochen, wirkt Ozon sehr zuverlässig gegen Bakterien, Viren, Pilze und Sporen und ist praktisch frei von Nebenwirkungen.

Abschließend wird die Wunde mit einer nicht resorbierbaren Membran geschützt. Die Membran gibt dem Knochen Zeit, den Defekt zu regenerieren, ohne dass Zahnfleisch in die Wunde wächst. So erhöht sich die Chance für eine optimale Knochenheilung und eine möglichst formkongruente Regeneration des defekten Bereiches. Dies kann, wie bereits angedeutet für Funktion und Ästhetik des späteren Zahnersatzes sehr entscheidend sein.

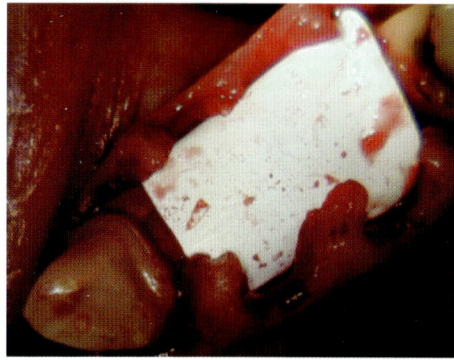 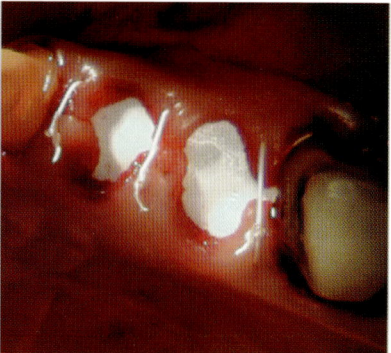

Abbildungen 76 und 77: Situation unmittelbar nach Entfernung von zwei Zähnen mit eingelegter Membran und anschließender Fixierung der Gingiva über der Membran mit leichten Situationsnähten.

Wenn die beschriebenen Maßnahmen eingehalten werden, ist eine optimale Heilung des Knochens sehr wahrscheinlich, spätere Restentzündungen (siehe Kapitel 5.3., NICO) werden dadurch vermieden.

Die Patienten erhalten nach Extraktion eine homöopathische Medikation. Antibiotika sind trotz der chirurgischen Maßnahmen in einem entzündeten Bereich wegen der Desinfektion mit Ozon nicht erforderlich.

11.2. Beseitigung von Fremdkörpern und Restentzündungen

Sie haben weiter oben (siehe Kapitel 10.2., versteckte Metalldepots) bereits einige mögliche Situationen von (metallischen) Fremdkörpern kennen gelernt. Metalle sind nicht die einzigen Xenobiotika[1], die sich bei einer gründlichen Zahn- und Kiefersanierung im Kiefer finden: Bei der Suche nach Metallresten im Kieferknochen mittels Röntgendiagnostik ist häufig nicht eindeutig zwischen Metallen und anderen Materialien zu unterscheiden. Nicht selten finden wir, insbesondere in anatomischen Bereichen, in denen sich ursprünglich die Zahnwurzelspitzen befanden, Guttapercha oder Zemente, wie sie für Wurzelkanalfüllungen verwendet werden.

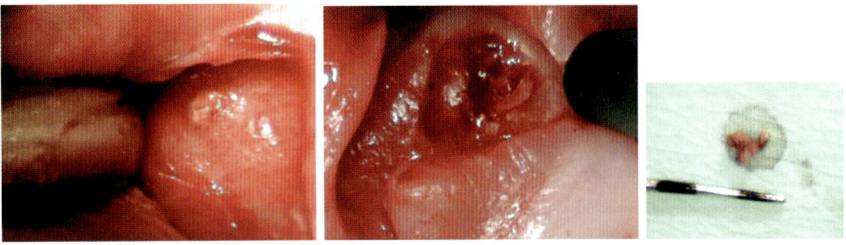

Abbildungen 78, 79 und 80: Nach Zahnentfernung verbliebenes Stück einer Wurzelfüllung aus Guttapercha. Zunächst wurde die Gingiva[2] geöffnet (links), der Fremdkörper ist noch bedeckt von einer dünnen Schicht Kieferknochen, rechts Situation nach Entfernung. Entferntes Fremdmaterial, ca. 4x2mm. Es handelt sich offensichtlich um Reste einer Wurzelkanalfüllung, die bei der Behandlung aus dem Wurzelkanal in den Knochen gepresst wurden.

---

[1] Fremdmaterialien.

[2] Zahnfleisch.

Laut Herstellerangaben darf Guttapercha nicht im Hausmüll entsorgt werden und darf nicht in die Kanalisation gelangen. Guttapercha gilt als umweltgefährdender Stoff und als sehr giftig für Fische und andere Wasserorganismen (55). Für Menschen ist er als unbedenklich deklariert.

Weitere häufig zu findende „Fremdkörper" sind Wurzelreste, die nach Zahnentfernungen im Kieferknochen verblieben sind oder von langsam zerstörten Zähnen übrig geblieben sind.

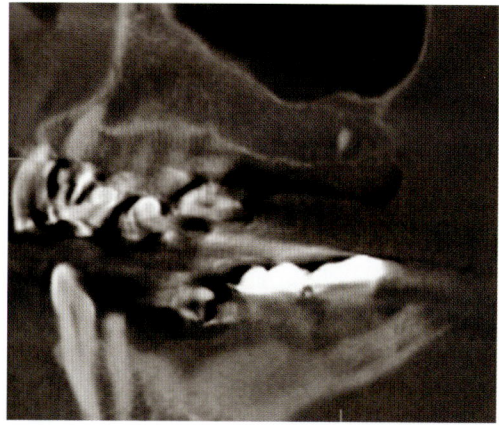

Abbildung 81: Ausschnitt aus einem dreidimensionalen Röntgenbild, Wurzelrest im Oberkiefer.

Fremdmaterialien und Wurzelreste zu entfernen ist deshalb sinnvoll und angezeigt, weil sie in der Regel mit bakteriellen Infektionen im Sinne einer chronischen Entzündung vergesellschaftet sind. Auf die Folgen von Entzündungen im Kieferknochen wurde bereits an anderer Stelle ausführlich hingewiesen (siehe Kapitel 5.3., NICO und 5.5., lipophile Supertoxine).

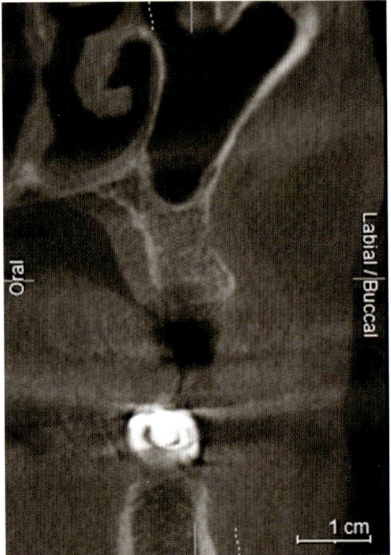

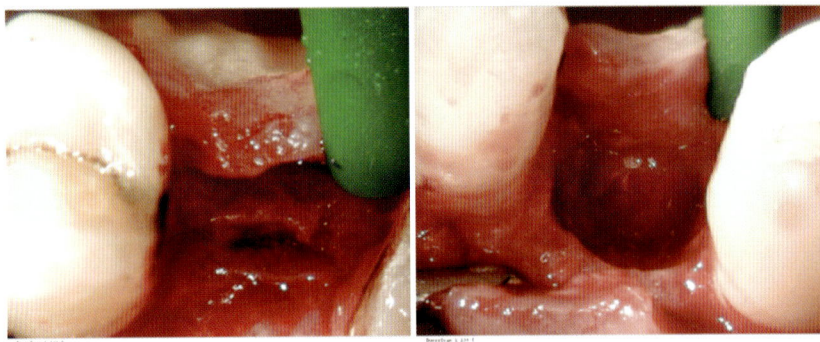

Abbildungen 82, 83 und 84: Röntgenologische Darstellung einer Restostitis (NICO), zu erkennen an dem nicht regelgerechten Knochenstrukturen und der fehlenden Compacta[1]. Klinische Situation: Bereits nachdem die Gingiva abgeklappt wurde, war der knöcherne Defekt eines viele Jahre alten Extraktionsbereiches sichtbar, anschließend Situation nach auskratzen des weichen degenerierten Knochens mit einem Handinstrument.

---

[1] Als Compacta wird die äußere harte Begrenzung des Kieferknochens bezeichnet.

Ebenso wie Fremdkörper und Wurzelreste sollten auch Restentzündungen spätestens bei entsprechender allgemeinmedizinsicher Klinik[1] revidiert werden. Dies ergibt sich aus den vorangegangenen Ausführungen zu den „lipophilen Supertoxinen" (Kapitel 5.5.) in diesem Buch.

Die weitere abschließende Wundversorgung entspricht immer dem Vorgehen nach Zahnentfernung (Ozon, nicht resorbierbare Membran, Medikation).

---

[1] Wenn sich Symptome oder Erkrankungen ergeben, die mit einer Entzündung in Verbindung gebracht werden können.

12. Metallfreie Implantate: Die biologische Revolution

Sie haben eine Zahnlücke und suchen eine zeitgemäße und komfortable Lösung? Sie wollen keine Zähne abschleifen lassen und keinen herausnehmbaren Zahnersatz tragen müssen? Was uns noch vor einer Generation unlösbar erschien, ist heute möglich. Zahnverlust und lockere Prothesen sind heute kein unvermeidliches und unumkehrbares Schicksal mehr.

Vieles wurde geschrieben über Implantate. Fast alle Veröffentlichungen, die Sie finden werden, beziehen sich wie selbstverständlich auf Implantate aus dem Werkstoff Titan. Schade, denn längst gibt es ein deutlich bioverträglicheres Material: Keramik.

12.1. Vollkeramische Implantate im Fokus

Seit vielen Jahren versorgen wir unsere Patienten vollständig metallfrei. Der vorerst letzte Schritt auf diesem Weg kontinuierlicher Verbesserungen war die Implantologie mit metallfreien, vollkeramischen Implantaten aus Zirkondioxid. Dadurch ist es heute möglich, fehlende Zähne von der Implantatspitze bis zur Schneidekante mit einem Werkstoff – Keramik – zu ersetzen (14). Nicht zuletzt wegen der hervorragenden bioinerten Eigenschaften des Zirkondioxid ermöglichen vollkeramische Implantate auch unter dem ästhetischen Aspekt herausragende Ergebnisse, denn ein heller Untergrund am Zahnfleischsaum ermöglicht und vermittelt einen vitalen gesunden Übergang zwischen Wurzel und dem ersetzten Zahn. Die livide[1] Verfärbung des Zahnfleisches durch ein metallisches Implantat entfällt.

In den letzten Jahren wurden vor allem von Dr. Ulrich Volz (Tagesklinik Dr. Volz & Dr. Scholz in Konstanz / Bodensee) eine Reihe von metallfreien keramischen Implantaten entwickelt, so dass uns heute Implantate in 21 verschiedenen Durchmesser-, Längen- und Materialkombinationen zur Verfügung stehen, um bei unterschiedlichen Knochenqualitäten optimale Voraussetzungen für ein stabiles Ergebnis zu schaffen.
Die in der Tagesklinik Dr. Volz & Dr. Scholz entwickelten und verwendeten Implantate stellen somit den aktuellsten Stand von keramischen Implantaten

---

[1] Blassblau, fahl.

dar, wie sie seit dem Jahr 2001 im Einsatz sind. Seit einigen Jahren steht uns neben der klassischen Zirkondioxidkeramik (TZP, tetragonal zirconia polycrystal) das sogenannte ATZ, ebenfalls eine Zirkondioxidkeramik zur Verfügung. Dieses Material weist (durch Veränderung der Kristallstruktur) einerseits eine um 50 Prozent erhöhte Biegefestigkeit auf, andererseits eine extrem effiziente Oberfläche. Durch eine neuartige Oberflächenbearbeitung konnte die Porosität der Oberflächen deutlich erhöht und damit die Integration der Implantate entscheidend verbessert werden. Dadurch ist es möglich, die Einheilzeiten dieser Implantate erheblich zu verkürzen, in manchen Fällen können die Implantate sofort oder kurz nach dem Einsetzen belastet werden. Der Vorteil für den Patienten durch die sofortige oder sehr zeitnahe Versorgung ist enorm, weil sie eine Erhöhung der Lebensqualität darstellt. Psychisches Unwohlsein und physische Beeinträchtigung sowie das Gefühl der Unsicherheit besonders im Frontzahngebiet ist damit auf ein Minimum reduziert.

10 Jahre Erfahrung mit Keramikimplantaten

Inzwischen wurden viele tausend keramische Implantate gesetzt, es liegen mehr als 10 Jahre Erfahrung vor, die eine verlässliche Aussage erlauben. Seit Juli 2008 ist eine umfangreiche Feldstudie mit einem Datenpool von etwa 50.000 Implantaten veröffentlicht. Die von uns verwendete neueste Generation der keramischen metallfreien Implantate schneidet in dieser Studie sogar geringfügig besser ab: Rund 96 Prozent Erfolgsquote gegenüber 95 Prozent bei Titanimplantaten (56).

Implantate aus Zirkonoxid werden mittlerweile weltweit verwendet. Sie sind bruchsicher, eignen sich durch ihre helle Farbe perfekt für ästhetisch anspruchsvolle Ergebnisse und unterstützen durch ihre hervorragende Biokompatibilität die Stabilität des Zahnfleisches. Die Einteiligkeit der Implantate erspart dem Patienten einen zweiten chirurgischen Eingriff zur Freilegung nach erfolgter Einheilung und verlagert darüber hinaus die sogenannte biologische Breite weg vom Knochen. Dies verhindert langfristig Knochenabbau und verbessert die Langzeitprognosen mit diesen Implantaten. Die Köpfe der Implantate können problemlos (auch intraoperativ) in Größe, Form und Ausrichtung an die individuelle Mundsituation angepasst werden. Für eine optimale Funktion und Ästhetik stehen uns insgesamt 21 unterschiedliche Durchmesser-, Längen- und Materialkombinationen zur Verfügung.

Art des Implantats	Erfolgsrate
Alle Titanimplantate[1]	95,38 Prozent
Alle Keramikimplantate	94,68 Prozent
SDS Keramikimplantate	96,69 Prozent

Tabelle 5: Der Vergleich der Erfolgsraten von Implantaten die nach dem 1.01.2000 gesetzt wurden. In die Untersuchung einbezogen wurden insgesamt 29.126 Titanimplantate und 902 Keramikimplantate. Die in der Tagesklinik Konstanz verwendeten keramischen Implantate der Firma SDS wurden mit einer sehr hohen Erfolgsrate eingesetzt (56).

In der Zwischenzeit wurden auch zweiteilige Implantate aus Keramik auf den Markt gebracht, wohl um die vermeintlichen Nachteile einteiliger Implantate zu meiden. Als Nachteil wird häufig die Notwendigkeit von speziellen Schutzmaßnahmen angeführt. Richtig ist sicherlich, dass durch die Einteiligkeit ein spezielles Behandlungsprotokoll nach der Implantation eingehalten werden muss, weil die Implantate in vielen Fällen nicht sofort belastet werden dürfen.
Wenn die Praxis jedoch ihr Behandlungsprotokoll auf diese Notwendigkeit adaptiert hat, sehen wir keinerlei Schwierigkeiten im Umgang mit einteiligen, vollkeramischen Implantaten.

Dagegen ist zu beachten, dass für zweiteilige keramische Implantate zumindest bislang in wissenschaftlichen Untersuchungen ein erhöhtes Frakturrisiko festgestellt wurde (57). Wegen der sehr hohen Erfolgsraten einteiliger keramische Implantate sehen Sie hier deshalb im Moment für zweiteilige keramische Implantate keine oder nur eine sehr eingeschränkte Indikation.

12.2. Indikation für Implantate

Grundsätzlich ist aus unserer Sicht, abgesehen von den Weisheitszähnen für jeden einzelnen fehlenden Zahn ein Implantat indiziert. Die Frage, ob und wie viele Implantate eingesetzt werden sollen, hat neben den medizinischen natürlich auch in vielen Fällen wirtschaftliche Aspekte.

---

[1] Ohne Blattimplantate aus Titan, da diese eine wesentlich höhere Verlustrate aufwiesen als zylindrische Implantate und die Ergebnisse somit verfälscht hätten.

Die grundsätzliche Indikation zur Implantation stellt sich unabhängig vom vorgesehenen Implantatmaterial. Ebenso ist die Frage nach einem qualitativ und quantitativ ausreichenden Knochenlager vom Material des Implantats unabhängig. Für Implantate aus Zirkondioxid gelten dieselben statischen und funktionellen Voraussetzungen wie für Titanimplantate. Dies bedeutet im Umkehrschluss, dass es bezüglich des Knochenlagers beim geplanten Einsatz von keramischen Implantaten im Vergleich zu Titanimplantaten auch keine Indikationseinschränkungen gibt.

Versorgung von Einzelzahnlücken

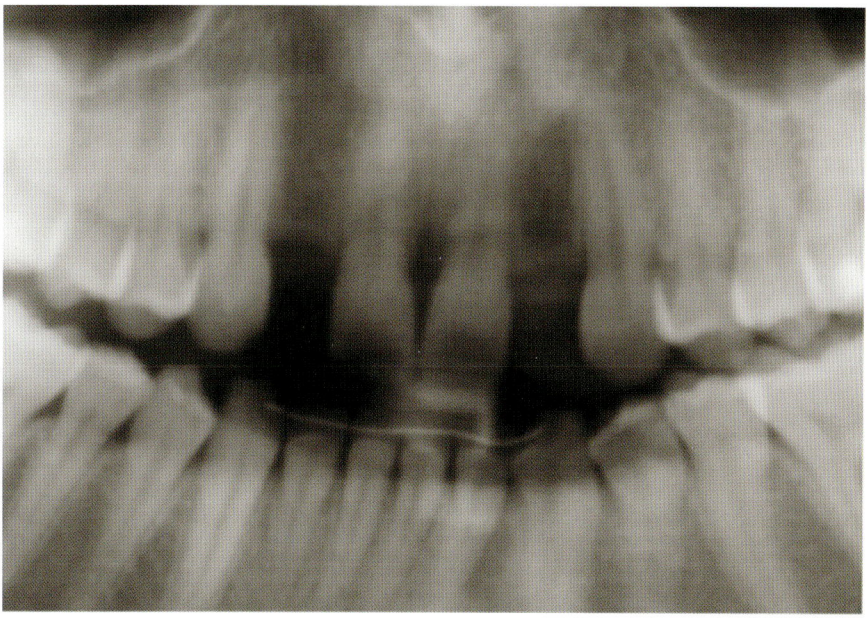

Abbildung 85: Ausschnitt aus einem Panoramabild, die benachbarten Zähne sind unbehandelt und kariesfrei, eine eindeutige Indikation für Implantate.

Wenn die Nachbarzähne gesund oder bereits optimal versorgt sind, also nicht selbst behandlungsbedürftig sind, dann ist die implantologische Lösung, soweit es die knöchernen Voraussetzungen zulassen, der klassischen Brückenversorgung vorzuziehen. Eine Ausnahme sehen wir nur im vorderen Bereich des Unterkiefers, weil hier die Platzverhältnisse oft sehr eingeschränkt sind, und wir mit vollkeramischen Klebebrücken auf eine nicht invasive Art sehr gute Ergebnisse erzielen können.

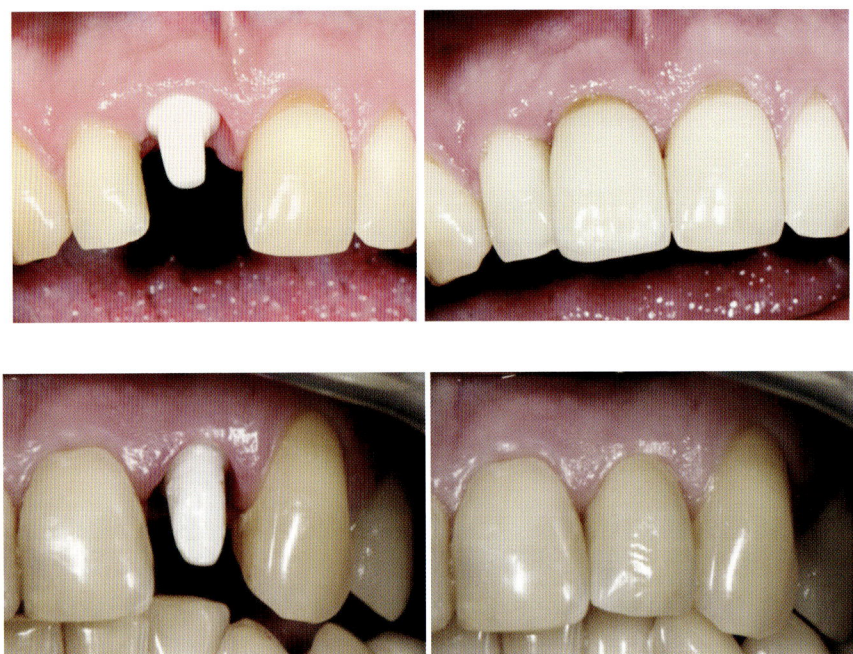

Abbildung 86 bis 89: Dokumentation zweier Fälle der klinischen Situation nach Implantation und nach definitiver Versorgung jeweils einer Einzelzahnlücke mit einem Implantat und vollkeramischer Krone im ästhetisch sehr sensiblen Schneidezahnbereich im Oberkiefer. Die Aufnahmen zeigen eine völlig entzündungsfreie und gesunde Umgebung im Bereich der Implantate und Kronen.

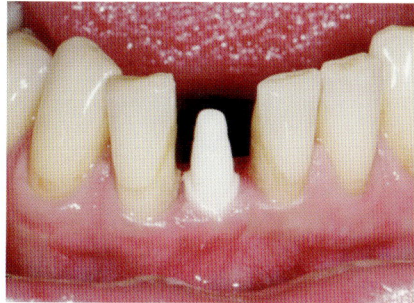 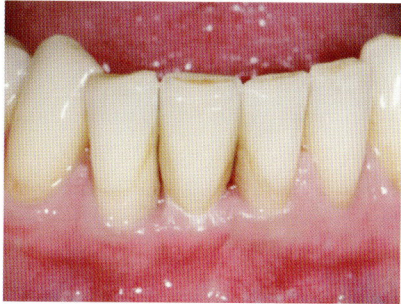

Abbildungen 90 und 91: Dokumentation der klinischen Situation nach Implantation und nach definitiver Versorgung jeweils einer Einzelzahnlücke mit einem Implantat und vollkeramischer Krone im ästhetisch sehr sensiblen Schneidezahnbereich im Unterkiefer. Die Aufnahmen zeigen eine völlig entzündungsfreie und gesunde Umgebung im Bereich des Implantats und der Krone.

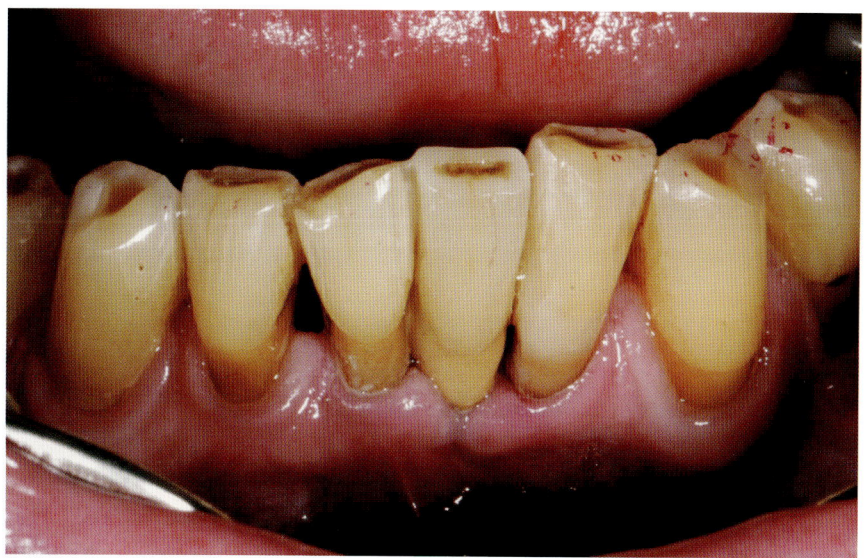

Abbildung 92: Im Vergleich zu dem gezeigten Fall in Abbildung 90 und 91 hier eine ähnliche Situation bei einen anderen Patienten, bei dem (wegen eines nicht ausreichenden Knochenlagers) keine implantologische Lösung gesucht wurde, sondern der fehlende Zahn (auf dem Bild der vierte Zahn von rechts) durch eine Klebebrücke ersetzt wurde. Bei dieser Behandlung wurde keiner der Nachbarzähne in irgendeiner Form an- oder abgeschliffen. Auf einen Nachbarzahn wurde von der Zungenseite lediglich ein Flügel aus Zirkondioxid geklebt, um den Brückenzahn zu halten.

Eine weitere häufige Indikation, ein einzelnes Implantat zu setzen, sind sogenannte Freiendsituationen. In diesen Fällen liegt eine verkürzte Zahnreihe vor, das heißt, dass die Zahnreihe nicht beim siebten oder sechsten Zahn endet, sondern bereits davor. In dieser Situation ist das Implantat die einzige Möglichkeit, mit festsitzendem Zahnersatz die Zahnreihe um einen ganzen Backenzahn zu verlängern.

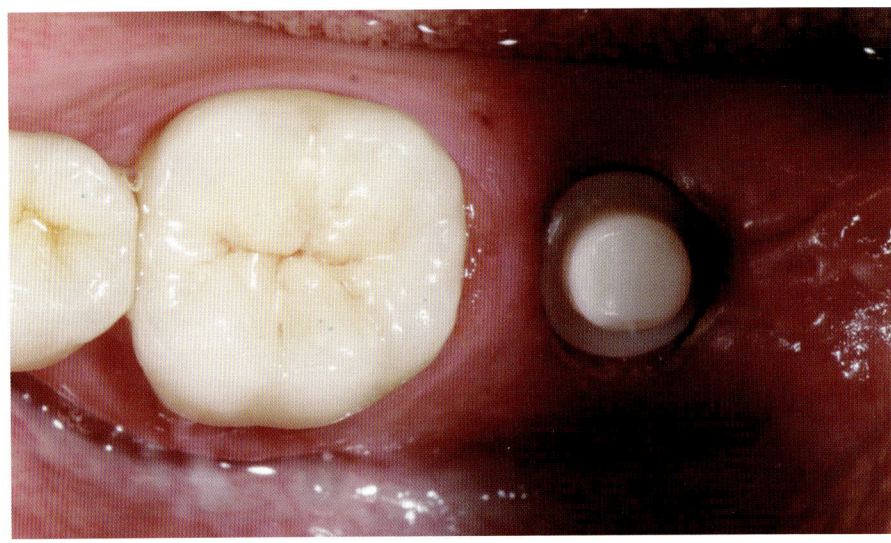

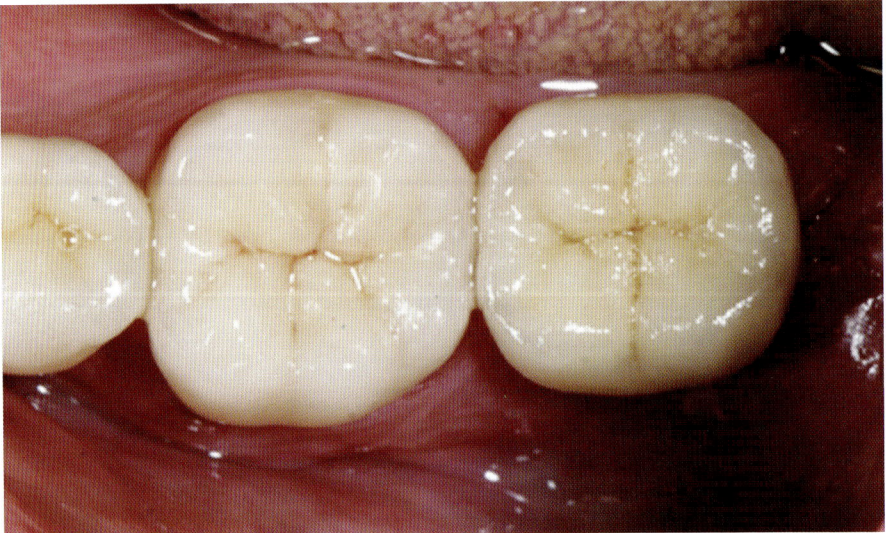

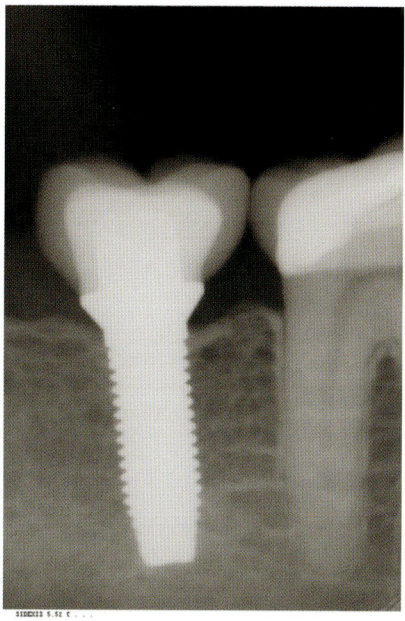

Abbildungen 93, 94 und 95: Versorgung einer Einzelzahnlücke mit einem Implantat und vollkeramischer Krone im Seitenzahnbereich (hier Unterkiefer). Die Einheilphase des Implantats, also der Zeitraum zwischen dem Zeitpunkt, an dem zunächst das Implantat eingesetzt wird und dem Zeitpunkt, zu dem die Krone auf das Implantat gesetzt werden kann, beträgt etwa 2 Monate.

Versorgungen bei mehreren fehlenden Zähnen

Fehlen in einem Gebiss mehrere Zähne, dann stellt sich die Frage, in wieweit eine Versorgung mit den vorhandenen Zähnen sinnvoll ist. Häufig sind festsitzende Lösungen gar nicht mehr oder nur mit erheblicher Unsicherheit möglich. Neben der schwierigeren Hygienefähigkeit größerer zusammenhängender Versorgungen ist auch das mit der Größe einer Versorgung zunehmende Risiko von späteren notwendigen Reparaturen und Erweiterungen in der Abwägung zu berücksichtigen. Alternativ besteht die Möglichkeit, durch Implantate im Sinne einer Pfeilervermehrung bessere statische Voraussetzungen für langfristig gut funktionierenden Zahnersatz zu schaffen.

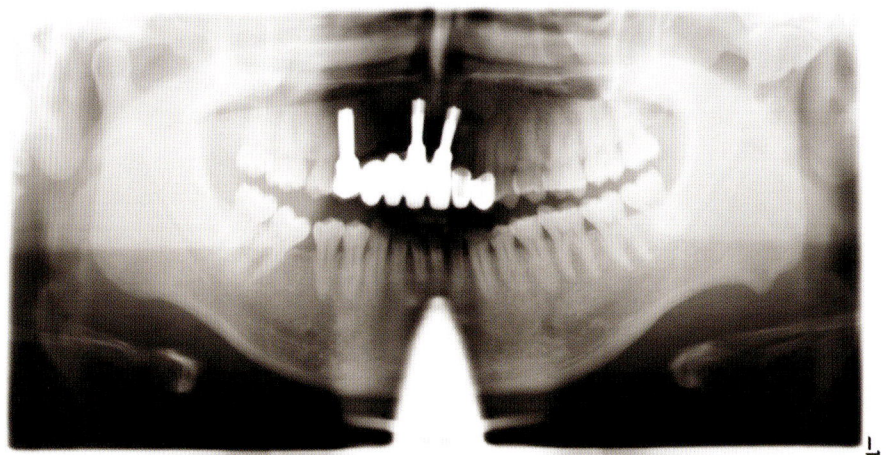

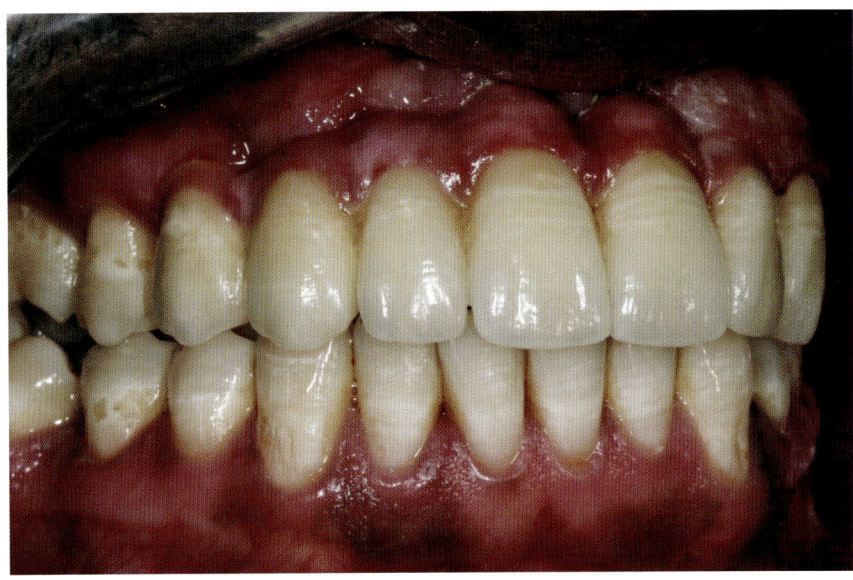

Abbildungen 96 und 97: Im Oberkiefer fehlen die Zähne 14 bis 21, also 5 Zähne nebeneinander. Die Nachbarzähne sind gesund sie weisen auch keine größeren Versorgungen auf, deren Erneuerung anstünde. Die Nachbarzähne sind also nicht behandlungsbedürftig. Mit festsitzendem Zahnersatz (Brücke) ist diese Situation ohne Pfeilervermehrung durch Implantate praktisch nicht zu lösen. Durch drei Implantate konnte der Patient sicher und dauerhaft optimal versorgt werden. Im Bereich der relativ großen Lücke war es zu einem deutlichen vertikalen Knochenabbau gekommen. Dieser Defekt wurde hier durch zahnfleischfarbene Keramik beim Zahnersatz ausgeglichen.

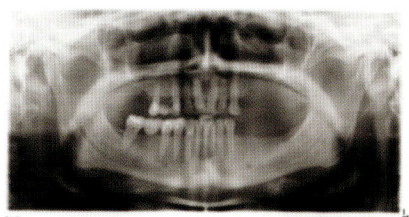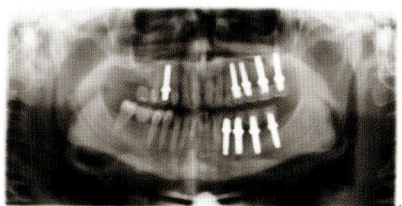

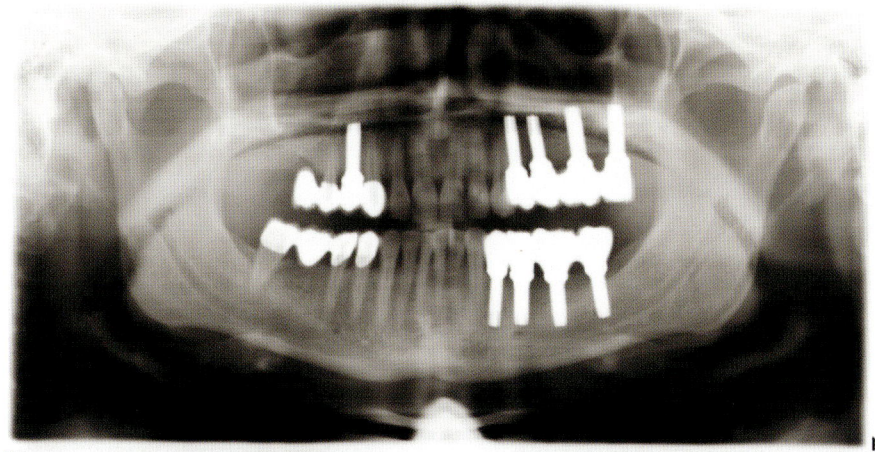

Abbildungen 98, 99 und 100: Obwohl die Patientin insgesamt noch relativ viele Zähne hat, wäre in diesem Fall durch die extrem ungünstige (und ungewöhnliche) Verteilung der verbliebenen Zähne eine festsitzende Versorgung der linken Kieferhälfte (im Bild rechts) sowohl im Ober- als auch im Unterkiefer nicht möglich gewesen.

Festsitzende Versorgung zahnloser Kiefer

Im zahnlosen Kiefer und bei nur noch wenigen verbliebenen Zähnen sind Menschen immer auf herausnehmbaren Zahnersatz angewiesen, wenn nicht implantiert wird. Die Vermehrung von Pfeiler im stark reduzierten Restgebiss beziehungsweise das Schaffen von Pfeilern im zahnlosen Kiefer stellen eine extrem hilfreiche Erweiterung der Behandlungsmöglichkeiten dar.

12.3. Das Konstanzer Konzept

Wir haben in der Tagesklinik in Konstanz in den letzten zehn Jahren ein Behandlungsprotokoll zur metallfreien Versorgung zahnloser Kiefer entwickelt, das weltweit ziemlich einmalig sein dürfte. Mit diesem Konzept können wir bei Patients mit zahnlosen Kiefern mit relativ hoher Prognosesicherheit ein ästhetisch und funktionell extrem positives Ergebnis erzielen. Dieses Konzept sei im Folgenden anhand eines Beispiels dargestellt.

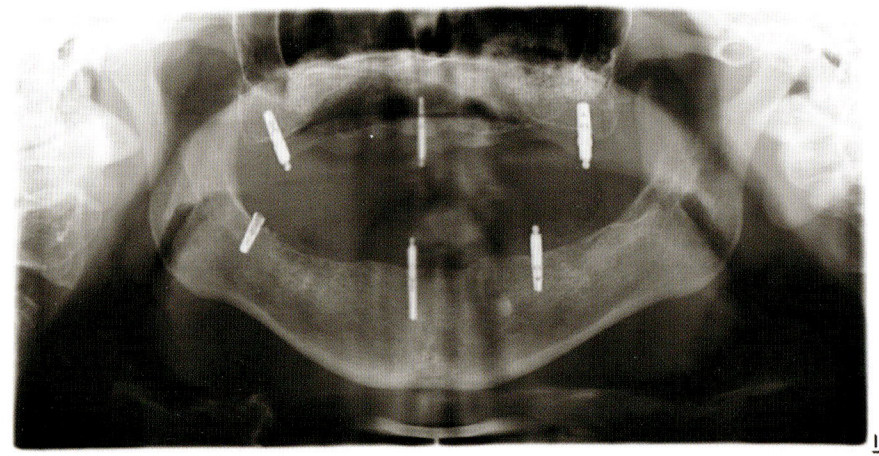

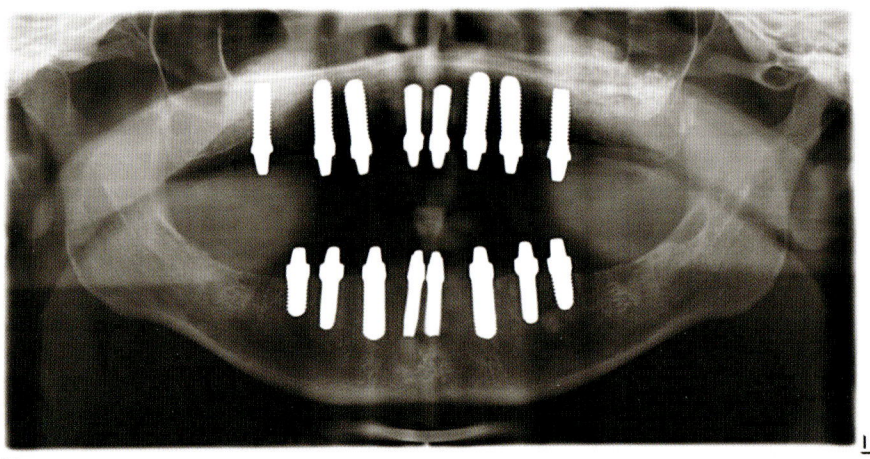

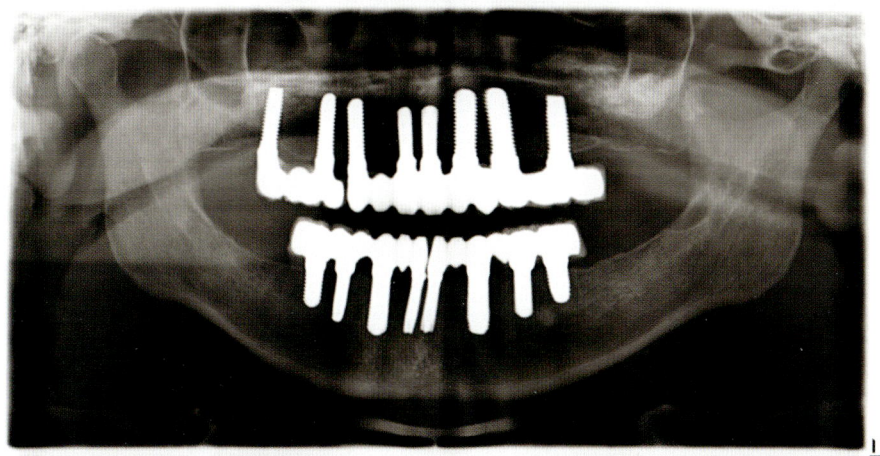

Abbildungen 101, 102 und 103: Röntgenologische Darstellungen aus drei Phasen der Behandlung. Zunächst wurde im Oberkiefer einen Knochenaufbau (das körnige Granulat im Bereich beider Kieferhöhlen ist auf dem Röntgenbild deutlich zu sehen) durchgeführt, in dieser Zeit wurden die herausnehmbaren Prothesen durch je drei provisorische temporäre Implantate in beiden Kiefern fixiert. Etwa 5 Monate nach dem Knochenaufbau wurden im Ober- und Unterkiefer jeweils 8 Implantate eingesetzt (zweites Bild), weitere 5 Monate später erfolgte die definitive Versorgung mit metallfreiem vollkeramischem Zahnersatz.

Was ist das Besondere an diesem **Konstanzer Konzept**?

Zum einen ist es die Tatsache, dass es von der Fachwelt, zumindest von den Fachleuten die sich ausschließlich mit Titanimplantaten beschäftigen, für praktisch unmöglich gehalten wird, so umfangreiche Versorgungen vollständig metallfrei, von der Implantatspitze bis zur Schneidekante, bei hoher Prognosesicherheit und gleichzeitig hohem Patientenkomfort herzustellen. Die zahlreichen und regelmäßigen positiven Ergebnisse in unserer Klinik sprechen jedoch eine andere Sprache.

Zum anderen ist es so, dass wir die vollkeramischen Implantate, ebenfalls abweichend von der herrschenden Meinung der „Titanexperten", unmittelbar nach dem Setzen bereits mit Langzeitprovisorien belasten. Dies hat den Vorteil für den Patienten, dass er bereits unmittelbar nach der Implantatoperation wieder „feste Zähne" im Mund hat. Plakativ gesagt kommt der Patient morgens in die Klinik, bekommt eine Narkose und wacht einige Stunden später mit festen Zähnen wieder auf.

Zu diesem Zweck werden die Prothesen, die der zahnlose Patient in der Regel hat, zu fest zementierbaren langzeitprovisorischen Brücken umgebaut. Bei dieser Art des Interimsersatzes handelt sich also in den meisten Fällen um eine relativ kostengünstige Maßnahme mit einem enormen ästhetischen und funktionellen Gewinn für den Patienten.

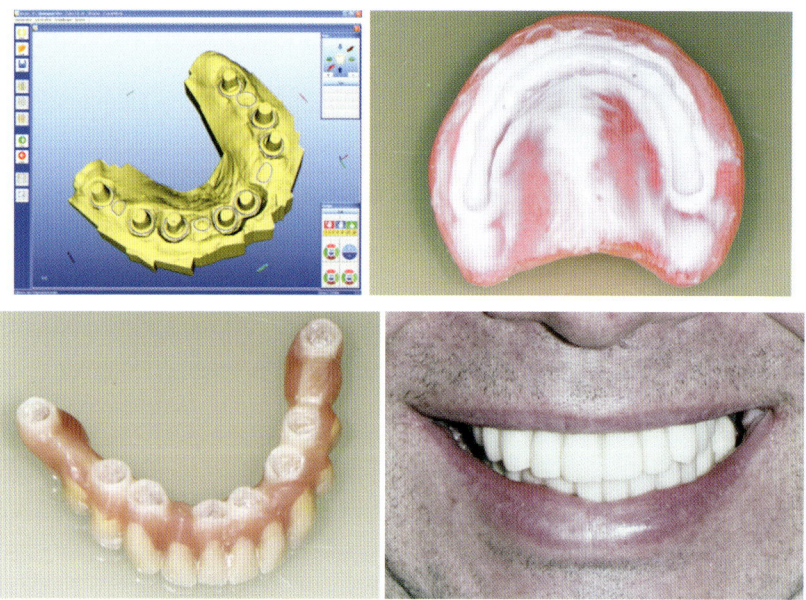

Abbildungen 104 bis 107: In einem EDV-gestützten Verfahren konstruieren wir unmittelbar nach der Operation einen Steg, der die Implantate verbindet, also primär verblockt. Dies sorgt für eine extrem hohe Stabilität der gerade gesetzten Implantate. Der Steg wird aus einem sehr stabilen, industriell vorgefertigten Kunststoff gefräst[1]. Anschließend wird dieser Steg im Mund einprobiert, der richtige Sitz der Prothese wird ebenfalls überprüft. Im nächsten Schritt werden die beiden Teile durch Polymerisation miteinander verbunden, so dass aus der herausnehmbaren Prothese in sehr kurzer Zeit eine fest zementierbare Brücke entsteht. Nur kurze Zeit nach der umfangreichen chirurgischen Implantation in einem zahnlosen Kiefer kann der Patient bereits mit „festen Zähnen" lachen und essen.

---

[1] Es wäre auch möglich, den Steg auf einem Modell im Labor manuell herstellen zu lassen. In diesem Fall werden jedoch in der Regel Kunststoffe beziehungsweise Composite verwendet, die auch nach dem Aushärten immer einen relativ hohen Anteil freier Monomer enthalten. Diese erhöhen das Risiko einer Sensibilisierung oder allergischen Reaktion.

Die definitive Versorgung der Implantate mit metallfreiem vollkeramischem Zahnersatz erfolgt etwa sechs Monate später. Die Wartezeit ist für den Patienten in der Regel sehr unproblematisch, da er während dieser Wartezeit bereits mit festsitzendem (langzeitprovisorischem) Zahnersatz versorgt ist und insofern kaum Einschränkungen in Kauf nehmen muss was die Funktionen angelangt.

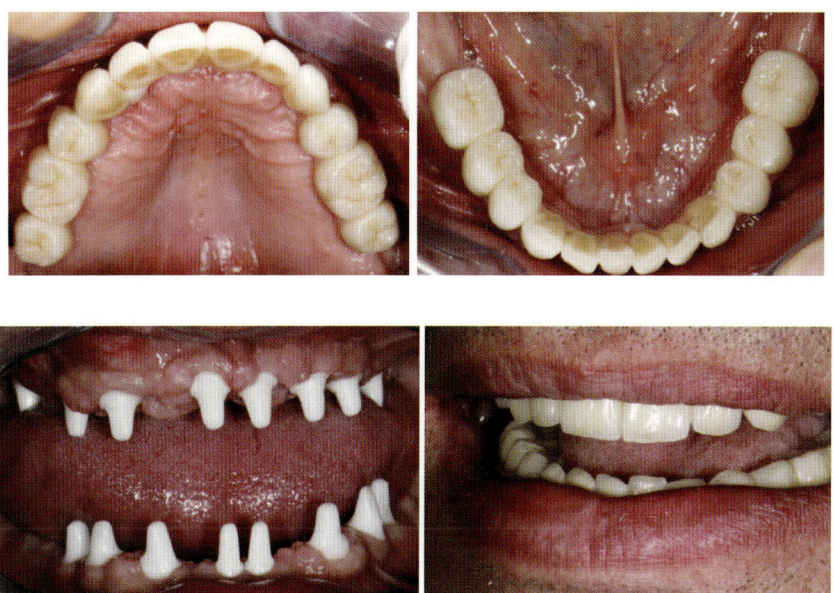

Abbildungen 108 bis 111: Bildliche Dokumentation der Situation im Mund vor und nach Versorgung der Implantate mit voll keramischen Brücken im Ober- und Unterkiefer.

Die vorgestellte Versorgung nach dem **Konstanzer Konzept** erfolgt, wie in der Tagesklinik Konstanz üblich, vollständig metallfrei. Am Ende einer solchen Behandlung hat der Patient nur zwei verschiedene Materialien im Mund, nämlich Keramik und den zum Einsetzen notwendigen Zement. Eine biologisch verträglichere Möglichkeit, die Kaufunktion herzustellen ist kaum denkbar.

Kombiniert festsitzende und herausnehmbare Versorgung zahnloser Kiefer beziehungsweise im stark reduzierten Restgebiss (Hybridersatz)

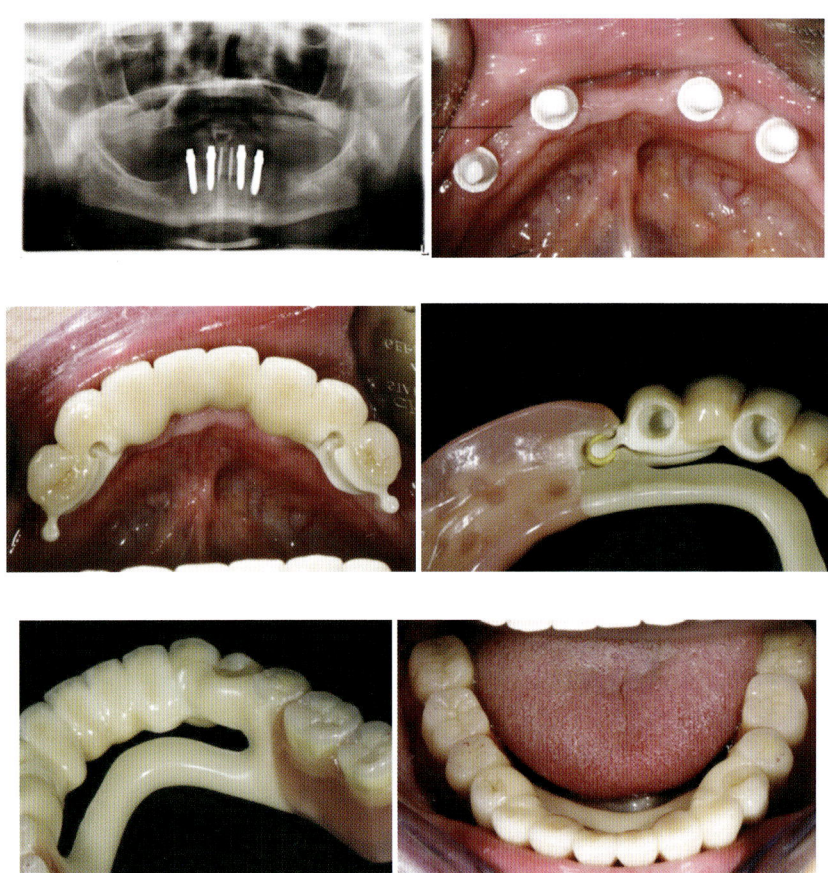

Abbildungen 112 bis 117: Das Röntgenbild zeigt die Situation nach Implantation, in diesem Fall wurden 4 Implantate im Unterkiefer gesetzt, um dem Patienten zu einem funktionell möglichst guten Ergebnis zu verhelfen. Insbesondere im Unterkiefer ist es bei Totalprothesen häufig wegen des stark zurückgegangenen Kieferknochens sehr schwierig, eine Prothese anzufertigen, die eine einwandfreie Funktion sicherstellt. In diesem Fall haben wir uns dazu entschieden, die vorhandenen Implantate mit einer festsitzenden Brücke zu versorgen. Durch ein sogenanntes Geschiebe wurde der herausnehmbare Teil relativ fest mit der fest einzementierten Brücke verbunden, so dass die Patientin nun über einen sehr stabilen Ersatz im Unterkiefer verfügt. Die gesamte Versorgung ist vollständig metallfrei.

In einigen Fällen ist von den Patienten eine derart umfangreiche Lösung nicht gewünscht. Bei diesen Patienten kann mit einer geringeren Anzahl von Implantaten zumindest dafür gesorgt werden, dass herausnehmbarer Zahnersatz eine deutlich erhöhte Stabilität gegen Kipp- und Zugkräfte aufweist.

Auch kombiniert festsitzenden und herausnehmbaren Zahnersatz können wir mittlerweile vollständig metallfrei anfertigen. Dabei spielt es keine Rolle, ob diese Art von Zahnersatz auf Implantaten oder eigenen verbliebenen Zähnen gesetzt wird.

Aus unserer Sicht ist die Prognose dieser Versorgungen jedoch meist etwas schlechter als die von festsitzenden Lösungen, sowohl für die Versorgung selbst als auch für die (Implantat)Pfeiler. Diese Einschränkung ist nicht implantatspezifisch, sondern gilt auch für die eigenen Zähne. Auch hier sehen wir v.a. durch die regelmäßige mechanische Manipulation – jeder herausnehmbare Zahnersatz muss zum Reinigen mehrfach täglich aus dem Mund genommen werden – häufiger Defekte, sowohl am Ersatz selbst, als auch an den Zähnen. Auch sitzt der Zahnersatz natürlich längst nicht so fest im Mund, wie eine fest einzementierte Lösung.

Andererseits ist es mit herausnehmbarem Zahnersatz einfacher und aus hygienischer Sicht unproblematischer fehlende Knochensubstanz auszugleichen. Durch die vielen (oder alle) fehlenden Zähne geht in der Regel auch Knochen sowohl horizontal[1] als auch vertikal[2] verloren. Dadurch und durch die fehlenden Zähne fallen häufig Wangen und Lippen ein, was das Aussehen von Menschen erheblich verändert. Dies zu korrigieren ist häufig eine Herausforderung, die durch den Kunststoffanteil des herausnehmbaren Ersatzes leichter zu bewältigen ist.

12.4. Keramikimplantate und Knochenaufbau

Sehr häufig hören wir Bedenken, dass wir für die Implantation von keramischen Implantaten besonders viel Knochen bräuchten, mehr als bei Titanimplantaten. Diese Aussage ist nicht richtig. Die knöchernen Voraussetzungen sind für alle Implantate gleich. Wir hören auch häufig,

---

[1] In der Breite.

[2] In der Höhe.

dass keramische Implantate im Zusammenhang mit einem Knochenaufbau nicht möglich sind. Dies ist ebenfalls nicht richtig. Insbesondere mit einem Aufbau von Knochen im Bereich der Kieferhöhlen (Sinuslift) setzen wir sehr regelmäßig zeitgleich keramische Implantate, wenn die Restknochenhöhe eine primäre Stabilität zulässt. Diese Voraussetzung muss auch bei Titanimplantaten erfüllt sein.

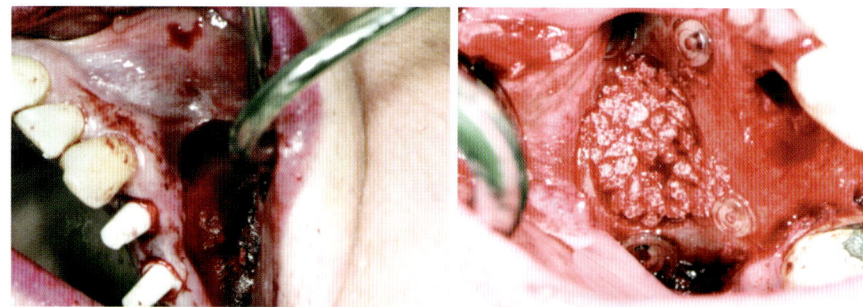

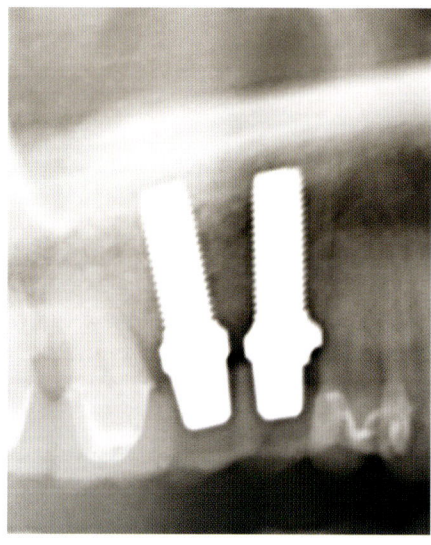

Abbildung 118, 119, 120: Knochenaufbau durch Sinuslift bei gleichzeitiger Implantation von zwei vollkeramischen Implantaten. Die Implantation fand im Jahr 2008 statt, die Implantate sind mittlerweile seit drei Jahren versorgt und stabil.

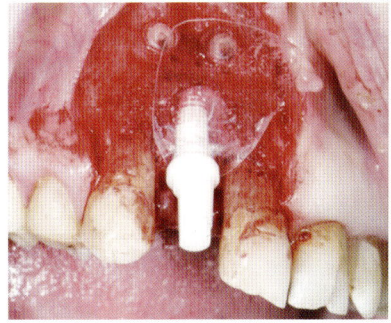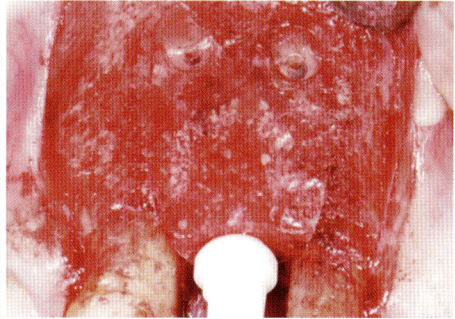

Abbildung 121 und 122: Knochenaufbau bei zu schmalem Kiefer. Die fehlende äußere Knochenwand wird zeitgleich mit der Implantation aus einem synthetisch hergestellten, resorbierbaren Ersatzmaterial aufgebaut.

Für diese Arten des Knochenaufbaus werden keinerlei metallische Schrauben benötigt, es werden auch keine Fremdmaterialien tierischen Ursprungs eingesetzt. Die Membranen und Pins zur Befestigung der Membranen am Knochen sind aus einem biologisch abbaubaren Polylactid[1] hergestellt.

12.5. Sofortimplantation von keramischen Implantaten

Vor allem im sichtbaren Bereich der Zähne ist es für die Patienten sehr wichtig, dass zu jedem Zeitpunkt einer zahnärztlichen Behandlung eine ästhetisch befriedigende Situation erreicht wird. Dies gilt selbstverständlich auch für Fälle, in denen Zähne im sichtbaren Bereich entfernt werden müssen. In solchen Fällen können wir unseren Patienten eine Sofortimplantation anbieten. Das bedeutet, dass in derselben Sitzung, in der ein Zahn entfernt wird, in die ehemalige Position des Zahnes ein Implantat eingesetzt wird. Im Schneidezahnbereich werden diese Sofortimplantate auch meistens in derselben Sitzung mit provisorischen Kronen versorgt. Der Patient hat dadurch praktisch keinerlei ästhetische Einschränkungen.
Aus funktioneller Sicht dagegen ist es natürlich wichtig, dass ein frisch gesetztes Implantat, unabhängig davon, ob es aus Titan oder Keramik gefertigt wurde, nicht zu stark belastet wird. Wir schützen die Implantate

---

[1] Eine Kette von Milchsäuremolekülen.

daher in der Einheilphase durch eine dünne durchsichtige Kunststoff-schiene.

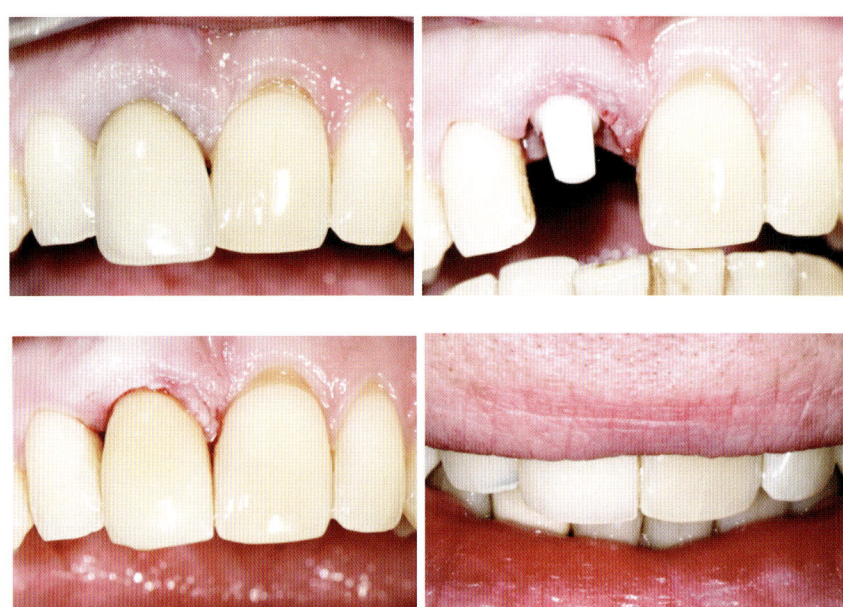

Abbildungen 123-126: Situationsaufnahmen einer Sofortimplantation. Rechts oben Situation vor Zahn Entfernung, deutlich sichtbar ist die Verfärbung des Zahnfleisches durch die metallische Versorgung des darunterliegenden wurzelbehandelten Zahnes. Links oben Situation unmittelbar nachdem der Zahn entfernt wurde und ein Implantat in das freigewordene Zahnfach eingesetzt wurde. In derselben Sitzung wurde das Implantat mit einer provisorischen Krone versorgt. Ein im Vergleich zur Ausgangssituation und in Anbetracht der durchgeführten chirurgischen Behandlung ästhetisch durchaus sehr befriedigendes provisorisches Ergebnis.

13. Metallfreier Zahnersatz

Wie schon bei den Implantaten, so sollten neue zahnmedizinische Versorgungen grundsätzlich möglichst metallfrei erfolgen. Dies rechtfertigt sich dadurch, dass das Immunsystem bei einem Teil ehemaliger Amalgamträger auch für andere Metalle sensibilisiert ist. Außerdem ist nicht auszuschließen, dass sich auch nach sorgfältiger Sanierung im Dentin oder Kieferknochen noch Quecksilberreste befinden. Da Quecksilber zu Gold und anderen Metallen eine relativ hohe chemische Affinität besitzt, würde die Anwesenheit dieser Metalle eine medikamentöse Ausleitung erschweren oder unmöglich machen. Darüber hinaus wird Metallen durch die zunehmende Belastung durch elektromagnetische Felder eine Antennenfunktion und Feldverstärkung zugesprochen und es ist nicht auszuschließen, dass Metalllegierungen im Mund die Beschwerden von Betroffenen noch verstärken können.

Das Ziel der Tagesklinik in Konstanz ist es unter anderem, die Zähne ihrer Patienten möglichst metallfrei zu versorgen. Dies gilt sowohl für eine mögliche langzeitprovisorische Phase, als auch für die definitive Versorgung und es gilt gleichermaßen für Inlays, Kronen und Brücken jeder Größe, aber auch für herausnehmbaren Zahnersatz.

Auch metallfreie Versorgungen können in Ausnahmefällen für Patienten eine toxische oder allergische Belastung darstellen. Die für eine Versorgung vorgesehenen Materialien sind daher individuell sorgfältig auszuwählen. Gegebenenfalls ist es sinnvoll, die Verträglichkeit von Materialien durch Labortests und/oder bioenergetische Verfahren abzusichern.

13.1. Langzeitprovisorische metallfreie Versorgungen

Die Tragedauer von Langzeitprovisorien kann bis zu zwei Jahren betragen, in manchen Fällen auch deutlich länger. In dieser Zeit finden Maßnahmen statt, wie sie vorab bereits ausführlich beschrieben worden sind oder hier noch beschrieben werden: Die chirurgische Revision des Kieferknochens, der Aufbau von fehlendem Knochen, Veränderungen in der Bisssituation, kieferorthopädische oder andere notwendige zahnärztliche Maßnahmen.
Ebenso ist dies die Phase, in der erste komplementäre Maßnahmen, insbesondere durch umweltmedizinisch tätige Kollegen stattfinden.

In der langzeitprovisorischen Phase ist es unser Behandlungsziel, im Kieferbereich eine entzündungsfreie und metallfreie Situation herzustellen, und zwar möglichst schnell und möglichst kostengünstig.

Dieser erste Schritt ist bei chronischen Erkrankungen nach unserer Erfahrung die Voraussetzung dafür, dass die allgemeinmedizinisch tätigen Kollegen eine erfolgreiche Therapie erst beginnen können.

Festsitzende Langzeitprovisorien

Eine Art von langzeitprovisorischer Versorgung wurde bereits im Rahmen der Darstellung des *Konstanzer Konzeptes* vorgestellt. In diesem Fall dient das festsitzende Langzeitprovisorium dazu, die Wartezeit, bis die Implantate nach dem Einsetzen eingeheilt sind, zu überbrücken. Es handelt sich um ein festsitzendes, vom Zahnarzt wieder entfernbares Langzeitprovisorium, das sich ausschließlich auf frisch eingesetzten Implantaten abstützt. Diese Möglichkeit haben wir immer dann, wenn wir mindestens 4 Implantate nebeneinander gesetzt haben, die wir durch das Langzeitprovisorium miteinander verblocken. Diese Verblockung ermöglicht es, dass die frisch gesetzten Implantate dennoch sofort belastet werden können.

In anderen Fällen, wenn wir weniger Implantate gesetzt haben, dienen die Langzeitprovisorien unter anderem dazu, dass diese Implantate möglichst nicht belastet werden. In diesen Fällen benötigen wir behandlungsbedürftige Nachbarzähne, wenn wir die Situation mit einem festsitzenden Langzeitprovisorium lösen sollen. Nicht behandlungsbedürftige Zähne für eine provisorische Versorgung zu beschleifen und damit irreversibel zu beschädigen ist für uns natürlich absolut ausgeschlossen, in diesen Fällen müssen andere Lösungen gefunden werden.

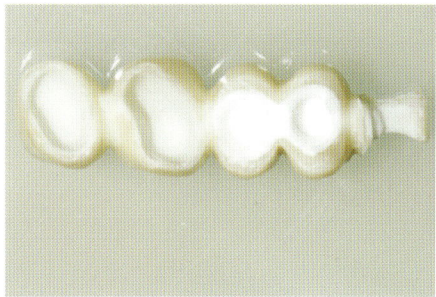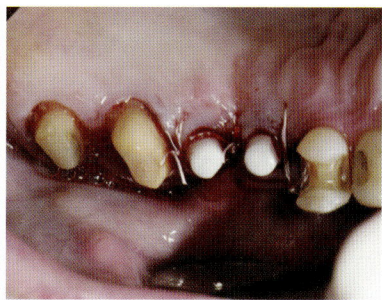

Abbildung 127 und 128: Festsitzendes Langzeitprovisorium aus einem CAD/CAM-gefrästen Kunststoff mit individueller Verblendung. Die Nachbarzähne dienen als provisorische Brückenanker, in diesem Fall mit einem Inlay im vorderen Bereich und zwei Kronen im hinteren Bereich. Das Langzeitprovisorium wird bereits vor der Implantation hergestellt, die Fräsung des tragenden Gerüstes erfolgt so, dass die geplanten Implantatpositionen ausgeblockt sind. Unmittelbar nach Implantation wird das Langzeitprovisorium fest eingesetzt, der Patient kann sofort und ohne Bedenken im Implantationsbereich zubeißen.

Herausnehmbare Langzeitprovisorien

Auch herausnehmbaren Zahnersatz, unabhängig davon ob als Langzeitprovisorium gestaltet oder als definitive Versorgung, können wir heute vollständig metallfrei anfertigen. Im Allgemeinen werden in der Zahnmedizin bei Kunststoffversorgungen Acrylate verwendet. Diese sind wegen des immer vorhandenen Restmonomeranteils zwar relativ reparaturfreundlich, führen aber dadurch auch bei manchen Menschen zu Unverträglichkeitsreaktionen. In der Tagesklinik Konstanz verwenden wir deshalb sehr häufig thermoplastische Kunststoffe (Acetale). Diese erweisen sich in der Regel bei diesbezüglich vorbelasteten Patienten als verträglicher.

Der am häufigsten angefertigte herausnehmbare Zahnersatz ist die sogenannte Modellgussprothese. Als Gerüstmaterial wird hier in der Regel Stahl[1] gegossen. In der metallfreien Variante wird dieser durch einen gespritzten, elastischen, thermoplastischen Kunststoff ersetzt. Der Kunststoff weist natürlich nicht dieselbe Härte und Stabilität wie Stahl auf, durch seine hohe Flexibilität ist die Bruchgefahr dieser Prothesen jedoch nicht höher als beim klassischen Stahlmodellguß.

---

[1] Eine Chrom-Kobalt-Molybdän-Verbindung.

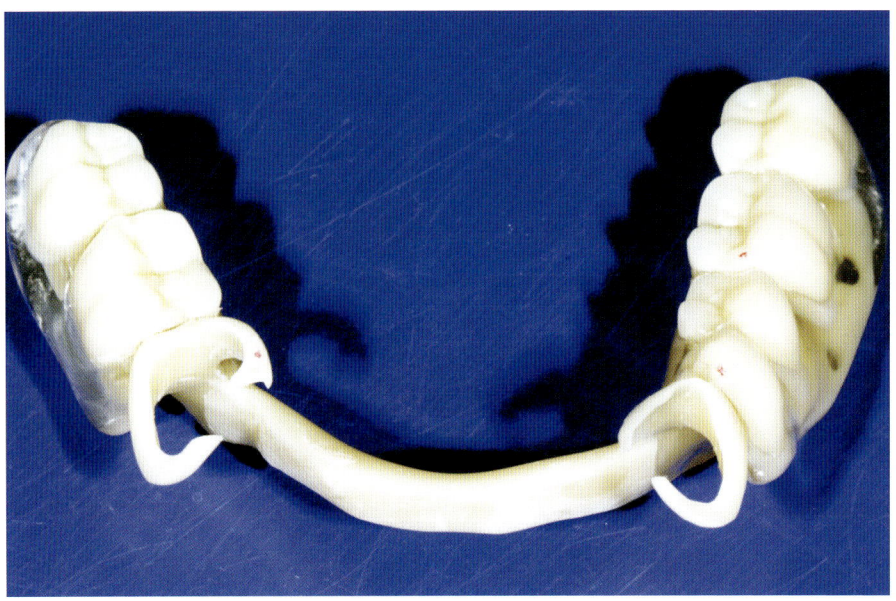

Abbildung 129: Metallfreie „Modellgussprothese" heraus einen gespritzten thermoplastischen Kunststoff.

Eine etwas aufwändigere, jedoch insbesondere bei nur noch sehr wenig vorhandenen Zähnen lagestabilere Versorgungsmöglichkeit stellt die Teleskopprothese dar. Das Prinzip einer Teleskopprothese basiert darauf, dass zunächst Kronen, die sogenannten Primärteleskope, die keine anatomisch gestaltete Zahnform aufweisen, sondern eine zirkuläre Parallelfräsung, auf noch vorhandene Zähne zementiert werden (Patrize). Das dazu passende Sekundärteleskop (Matrize) wird in die vorhandene Prothese eingearbeitet. Beim Einsetzen der Prothese in den Mund werden quasi zwei Hütchen aufeinander gesetzt. Durch die hohe Passgenauigkeit von Matrize und Patrize zueinander ist ein sicherer Sitz der Prothese auch bei nur noch sehr wenigen vorhandenen Zähnen sichergestellt.

In der Version als Langzeitprovisorium werden die auf die Zähne aufzementierten Primärteleskope nicht aus Zirkondioxid, sondern kostengünstiger in einem thermoplastischen Kunststoff hergestellt.

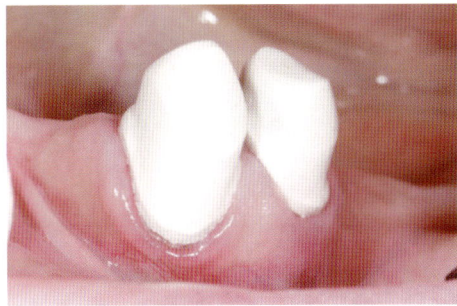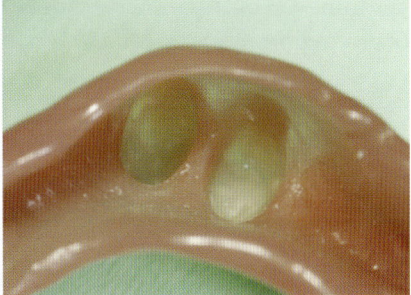

Abbildung 130 und 131: Teleskopprothese als Interimsersatz mit Primärteleskopen (Patrize) aus einem gespritzten thermoplastischen Kunststoff. Das passgenaue Sekundärteil (Matrize) ist in die Prothese eingearbeitet. Durch die exakte Passung wird ein stabiler Sitz der Prothese erreicht.

Teleskopprothesen als Interimsersatz erweisen sich vor allem dann als besonders sinnvoll, wenn im weiteren Behandlungsverlauf die vertikale Dimension der Kiefer zueinander zum Beispiel durch einen Knochenaufbau verändert wird. In diesem Fall kann durch den exakten Sitz von Matrize und Patrize die Position der Prothesen exakt reproduziert werden.

13.2. Definitive metallfreie Versorgungen

Inlays

Als Inlays werden Füllungen bezeichnet, die früher ausschließlich im Labor angefertigt wurden, heute sehr häufig auch direkt in der Zahnarztpraxis während der Behandlung. Bei diesem chairside-Verfahren können die Inlays mittels spezieller CAD/CAM- Systeme in sehr kurzer Zeit konstruiert und gefräst werden (Abbildung 132).

Dieses Verfahren hat für den Patienten den Vorteil, dass die Inlays in einer einzigen Sitzung angefertigt werden können. Hierfür ist keine Abformung notwendig, sondern es wird lediglich eine Fotoaufnahme im Mund mit einer speziellen digitalen Kamera angefertigt. Die Passgenauigkeit der von diesen Geräten gefrästen Inlays ist inzwischen so hoch geworden, dass auch in den zahntechnischen Labors hergestellte Inlays in der Regel nicht mehr mit der

Hand angefertigt werden, sondern durch ein solches Verfahren zumindest vorproduziert und abschließend von Hand individualisiert werden.

Der Nachteil dieses Verfahrens ist, dass nicht jede Art von Keramik zur Verfügung steht. Bei den chairside angefertigten Keramiken handelt es sich in der Regel um weichere Keramiken, die nicht mit jeder Art von Zement oder Kunststoff eingesetzt werden können. Dadurch ist die Indikation bei Patienten, die Unverträglichkeiten auf bestimmte Materialien haben, eingeschränkt.

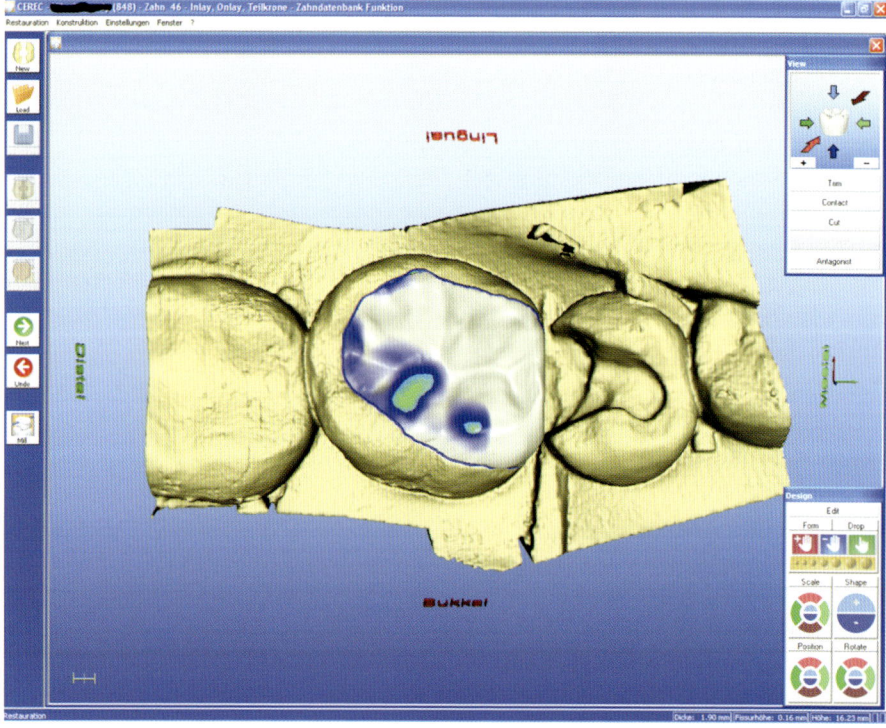

Abbildung 132: Konstruktion eines Inlays am PC. Die Konstruktion dauert etwa 5 Minuten, anschließend wird das Inlay aus einem homogenen, industriell vorgefertigten Block je nach Größe innerhalb von 10 bis 20 Minuten heraus gefräst und kann sofort eingesetzt werden. Vom Entfernen der alten Füllung beziehungsweise Karies bis zum fertig eingesetzten Inlay vergehen etwa 60 Minuten. Anschließend kann der Patient das Inlays sofort uneingeschränkt belasten.

Die Tatsache, dass es sich bei den chairside gefrästen Keramiken um eher weiche Keramiken handelt, hat andererseits den enormen Vorteil, dass diese Materialien sich bezüglich der Härte und Abrasionsfestigkeit ähnlich wie der menschliche Zahnschmelz verhalten. Dadurch passen sie sich funktionell hervorragend in das Kausystem ein.

Insbesondere das Zirkondioxid, das als besonders verträglich gilt und auch mit besonders verträglichem Zement eingesetzt werden kann, muss nach wie vor im Labor verarbeitet werden. Es sei jedoch darauf hingewiesen, dass diese Unverträglichkeiten extrem selten sind. Zudem werden die Composite, mit denen die weicheren Keramiken adhäsiv[1] mit den Zähnen verklebt werden auch für kleinere Füllungen in sehr großem Umfang und ohne nennenswerte Verträglichkeitsprobleme verwendet. Bei der Auswahl der Composite muss der Zahnarzt allerdings darauf achten, dass der Hersteller auf bestimmte problematische Inhaltsstoffe wie Bisphenol-A oder HEMA verzichtet (siehe Kapitel 4.4., Kunststoffe und andere Materialien und Kapitel 8.4., Laboranalysen).

Die richtige Indikation kann im individuellen Fall durch Labortests oder bioenergetische Verfahren überprüft werden.

Die meisten Inlays in unserer Klinik werden in dem beschriebenen Verfahren angefertigt. Wie bereits angesprochen besteht jedoch manchmal aus medizinischen Gründen die Indikation dafür, ausschließlich bestimmte Befestigungszemente zu verwenden, die für adhäsive Klebetechniken nicht geeignet sind. In diesen Fällen lassen wir die Inlays häufig mit einem Kern aus Zirkondioxid anfertigen. Nachteil dieser Inlays ist wegen der geringen Lichtdurchlässigkeit und der hell weißen Farbe des Zirkondioxides in der Regel die Ästhetik. Eingefärbtes Zirkondioxid ist auf dem Markt zwar erhältlich, nach unserer Erfahrung jedoch für einige (wenige) Patienten weniger verträglich. Wir arbeiten daher ausschließlich mit nicht eingefärbten Materialien.

---

[1] Die Adhäsivtechnik ist eine spezielle Klebetechnik, bei der die Keramik (oder ein Composite) vollständig flächig mit dem Zahn verklebt wird. Durch diese Verklebung werden auch Zähne mit wenig gesunder Restzahnsubstanz wieder deutlich stabilisiert und sind weniger bruchgefährdet.

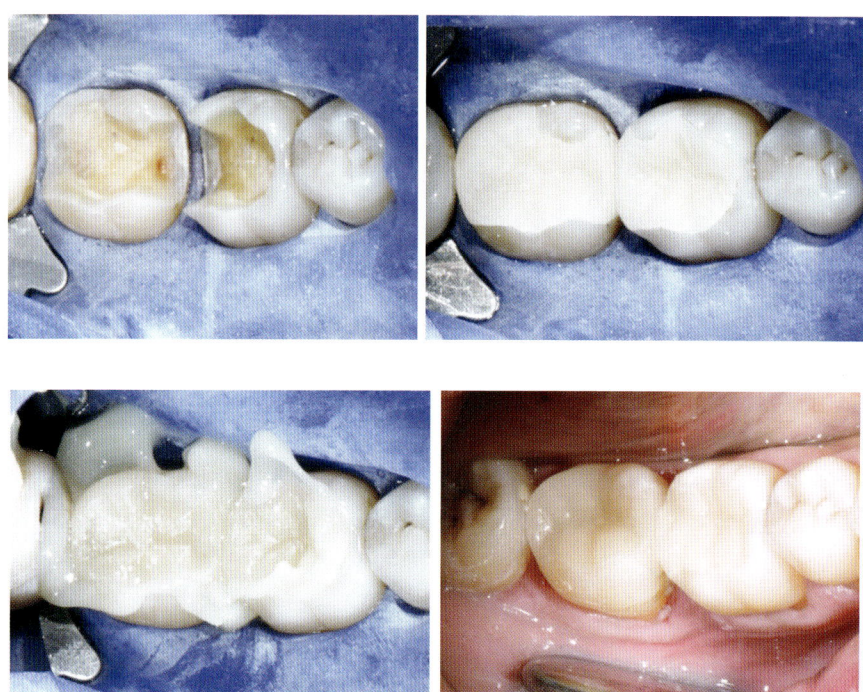

Abbildungen 133 bis 136: Verschiedene Arbeitsschritte bei der Herstellung von chairside gefertigten Keramikinlays. Oben links Zustand nach Entfernung der alten Füllungen, oben rechts Einprobe der Inlays unmittelbar nach der Fräsung, unten rechts zeigt die Situation nachdem das Befestigungscomposite und die Inlays in die Zähne mit Ultraschall eingebracht wurden. Anschließend werden die Überschüsse beseitigt, das Befestigungsmaterial durch ein UV-Licht ausgehärtet. Nach der Aushärtung kann der Kofferdamschutz entfernt werden, die Inlays können an die Gegenbezahnung angepasst und poliert werden. Die gesamte Behandlung, vom Entfernen der alten Füllung und eventuell vorhandener Karies bis zum polierten Inlay dauert etwa eine Stunde. Anschließend ist das Inlay sofort voll belastbar und die Behandlung abgeschlossen.

Ein großer Vorteil von Zirkondioxid ist die hohe Stabilität und Biegefestigkeit, die es uns ermöglicht, Brücken mit einem freien Anhänger also ohne nebenstehenden Pfeiler anzufertigen.

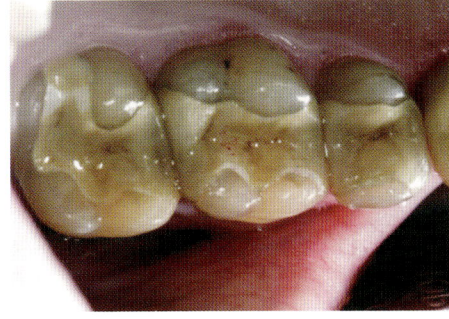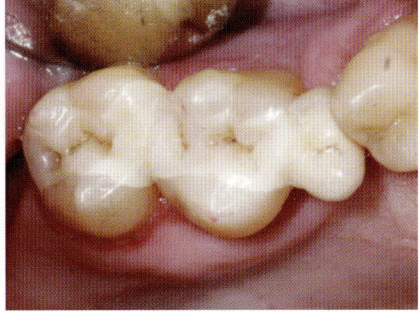

Abbildungen 137 und 138: Inlays mit einem Kern aus Zirkondioxid. Durch die geringe Lichtdurchlässigkeit ist die Ästhetik eingeschränkt, an den Stellen geringerer Schichtstärke ist das hell weiße Trägermaterial (Zirkondioxid) zu sehen. Durch die hohe Stabilität und Biegefestigkeit können andererseits auch Anhängerbrücken angefertigt werden (rechtes Bild), was in manchen Fällen sehr substanzschonend ist.

Veneers

Veneers sind dünne Schalen aus Keramik, die auf die Zähne aufgeklebt werden. Dabei werden die Zähne nicht (*non prep veneers*) oder nur in sehr geringem Maße auf der äußeren Seite beschliffen. Mit Veneers lassen sich dauerhafte und ästhetisch hochwertige Veränderungen der Zahnfarbe vornehmen, auch die Stellungen der Zähne und der Verlauf der Schneidekanten können korrigiert werden.

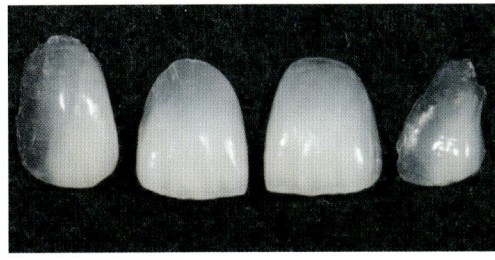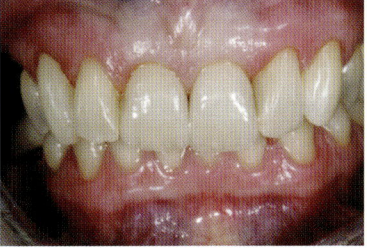

Abbildungen 139 und 140: Keramische Verblendschalen aus dem zahntechnischen Labor mit teilweise hauchdünner Schichtstärke. Die Veneers sind durch die spezielle (adhäsive) Klebetechnik nach dem Verkleben im Mund absolut fest, es gibt keine Einschränkungen beim Essen.

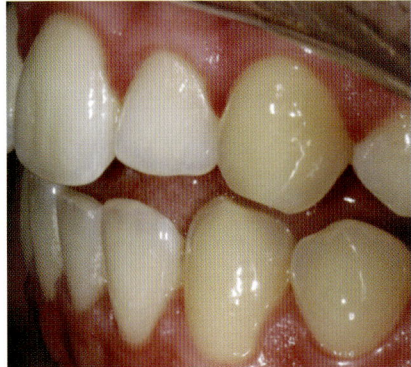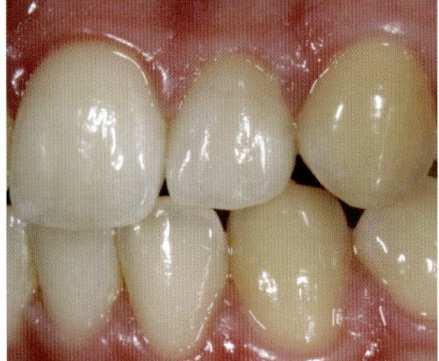

Abbildung 141 und 142: Die beiden Zähne 22 und 23 (jeweils die beiden Zähne oben rechts auf den Bildern) wurden auf Wunsch eines Patienten minimal verändert. Der kleine Schneidezahn wurde durch ein Veneer in der Größe, Form und Textur optimiert, am Eckzahn dahinter wurde die Spitze mit einem Composite[1] aufgebaut.

Aber auch kariöse Läsionen, die sich auf den vestibulären[2] Zahnbereich beschränken oder nur geringfügig in die Zwischenräume reichen, können mit Veneers versorgt werden.

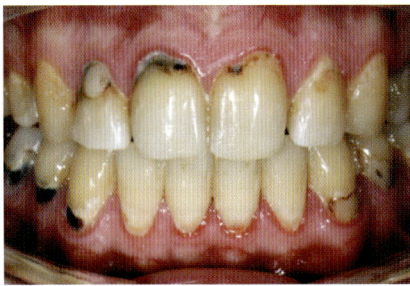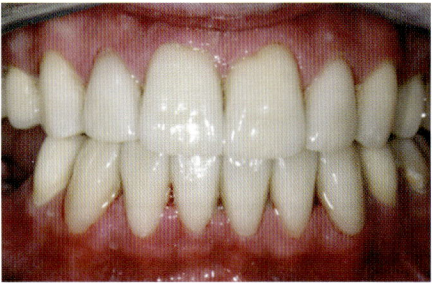

Abbildungen 143 und 144: Für Veneers gibt es nicht nur eine ästhetische Indikation, auch kariöse Läsionen können auf diesem Wege perfekt versorgt werden.

---

[1] Composite sind zusammengesetzte Materialien, meist handelt es sich um einen keramisch verstärkten Kunststoff.

[2] Die nach außen, Richtung Mund und Wange gewandte Zahnseite.

Kronen und Brücken

Die Mehrzahl der heute in Deutschland angefertigten Kronen und Brücken basiert nach wie vor auf der klassischen Metallkeramiktechnik. Dabei wird der Kern der Konstruktion aus einem Metall oder einer Metalllegierung angefertigt und ganz oder teilweise keramisch verblendet. In unserer Praxis werden die Kronen ausschließlich aus metallfreien, vollkeramischen Materialien hergestellt. Für diese Verfahren gibt es inzwischen Erfahrungen seit mehr als 20 Jahren. Vollkeramische Versorgungen sollten aus unserer Sicht zum Standardrepertoire jeder zahnärztlichen Praxis gehören. Wir sehen angesichts der möglichen allgemeinmedizinischen negativen Auswirkungen im Kronen- und Brückenbereich heute für Metallkeramik keinerlei Indikation mehr.

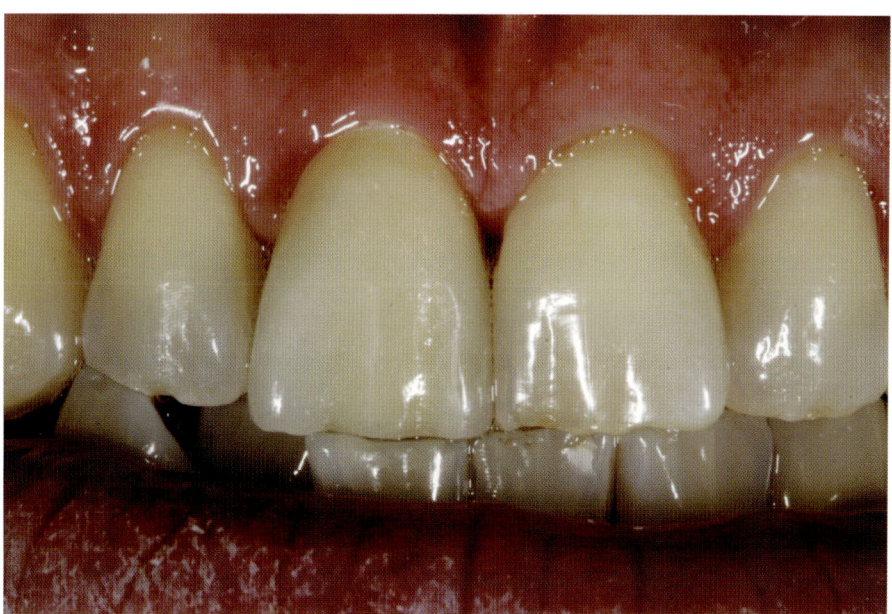

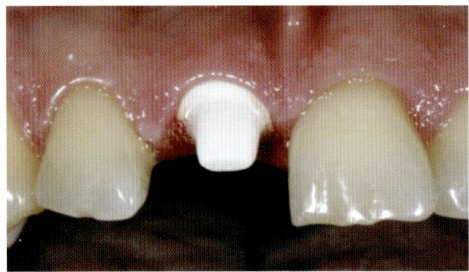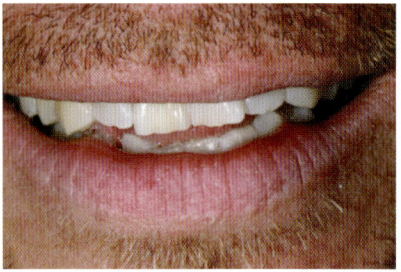

Abbildungen 145, 146 und 147: Einzelne Kronen im Schneidezahnbereich anzufertigen gehört zu den größten Herausforderungen in der Zahnarztpraxis. In diesem Fall wurde eine Einzelkrone auf einem vollkeramischen Implantat eingegliedert. Es ist nicht nur gelungen, die Farbe des Nachbarzahnes exakt zu reproduzieren, sondern auch die Form und Oberflächentextur passen perfekt in das Gesamtbild. Durch die hervorragende Bioverträglichkeit der verwendeten keramischen Materialien ist auch im Zahnfleischbereich nicht zu erahnen, an welcher Stelle dem Patienten ein Schneidezahn fehlt.

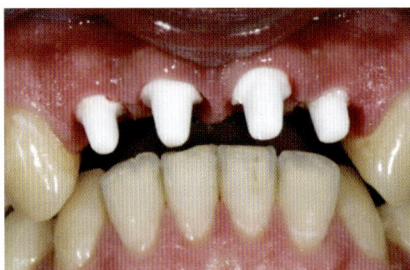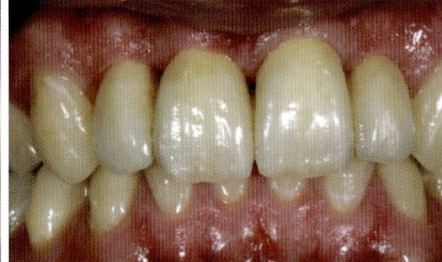

Abbildungen 148 und 149: Versorgung von vier vollkeramischen Frontzahnimplantaten mit vollkeramischen Kronen. Die Kronen auf Implantaten werden in der Regel miteinander verblockt. Dies erhöht die Stabilität der gesamten Konstruktion dramatisch. Eine ästhetische Einschränkung hat der Patient dadurch nicht, auch die Mundhygiene ist in diesem Bereich optimal möglich und wird durch die extrem glatte Oberfläche der vollkeramischen Versorgungen perfekt unterstützt. Natürliche Zähne werden in der Regel nicht miteinander verblockt. Dieses unterschiedliche Vorgehen basiert auf den völlig unterschiedlichen statischen Voraussetzungen von Zähnen und Implantaten. Zähne sind im Knochen mit einem Faserapparat aufgehängt und daher in geringem Maße beweglich, eine Verblockung ist hier eher unphysiologisch und nur in wenigen Fällen sinnvoll. Implantate sind im Knochen völlig starr verankert.

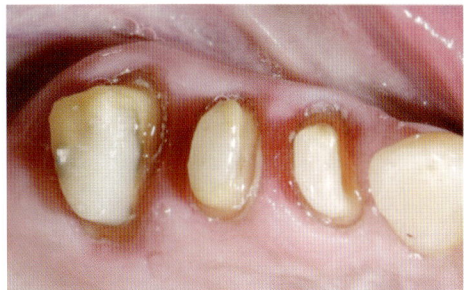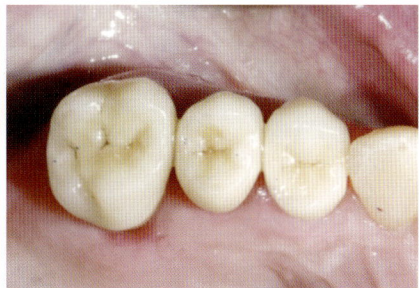

Abbildungen 150 und 151: Vollkeramische Einzelkronen im Seitenzahnbereich. Auch hier sehen wir bezüglich der Stabilität und Langzeitprognose heute keinerlei Einschränkungen mehr.

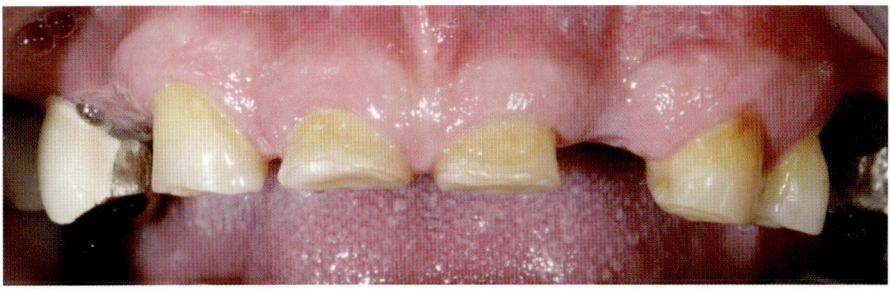

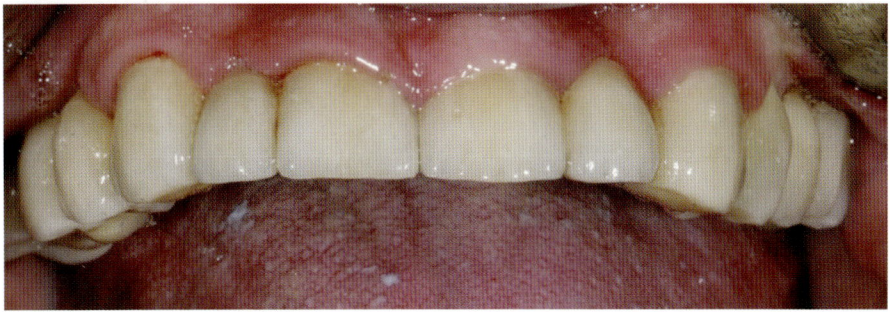

Abbildung 152 und 153: Dieser Patient hat im Laufe von etwa 50 Lebensjahren seine Zähne fast vollständig durch Parafunktionen wie Pressen und Knirschen zerstört. Auch diese Situation ist mit vollkeramischen Kronen und Brücken sicher und dauerhaft zu versorgen. Bei korrekter Konstruktion des unterstützenden Zirkondioxidgerüstes sind Brüche weder im Gerüst noch in der Verblendkeramik (das sogenannte chipping) zu erwarten.

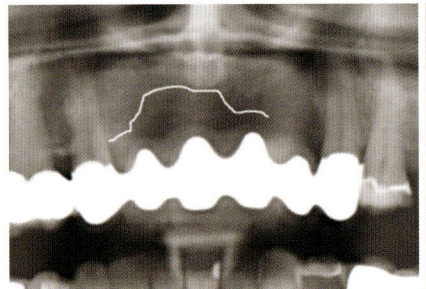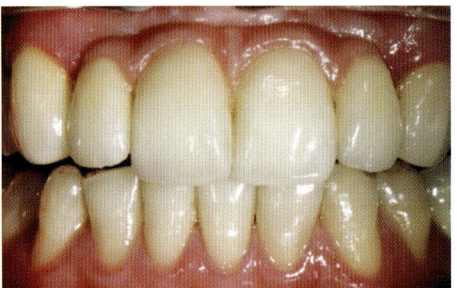

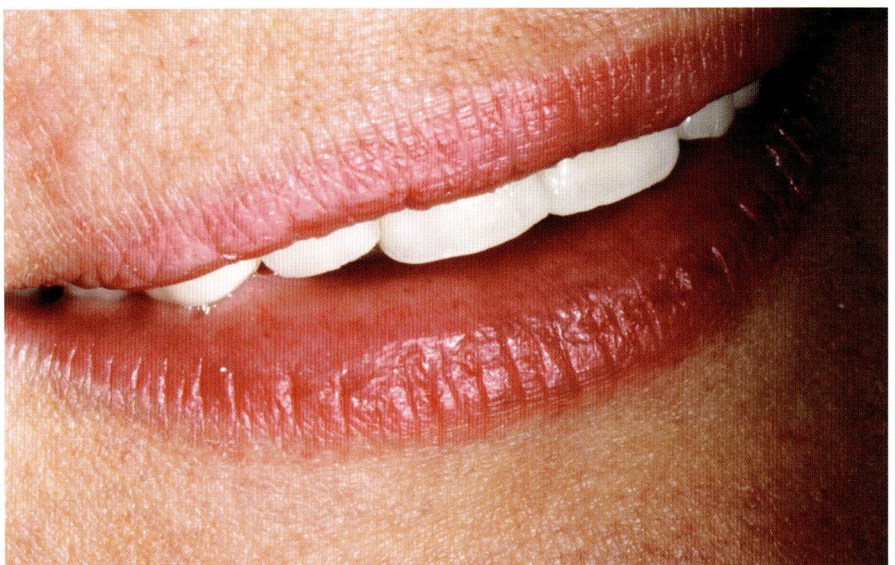

Abbildung 154, 155 und 156: Dokumentation einer Brücke im Schneidezahnbereich, abgestützt auf den beiden Eckzähnen bei vier fehlenden Schneidezähnen. Der Verlauf des Kieferknochens wurde auf dem Röntgenbild eingezeichnet. Es ist deutlich zu sehen, dass in diesem Fall sehr viel Knochensubstanz bei der alio loco[1] vorangegangenen Extraktion verloren gegangen ist. Diese fehlende Substanz sollte auf Wunsch der Patientin nicht durch einen chirurgischen Knochenaufbau wiederhergestellt werden. Damit die Kronen nicht unnatürlich lang wirken, wurde ein Teil des Defektes durch eine zahnfleischfarbene Keramik ausgeglichen. In der direkten Makroaufsicht ist eine derartige Lösung bei aktiv abgehaltener Lippe sichtbar, für einen unbeteiligten Dritten aus einem normalen Abstand ist dies jedoch nicht zu erkennen.

---

[1] Anderenorts.

Herausnehmbarer Zahnersatz

Eine der größeren Herausforderungen im Bereich der metallfreien Zahnmedizin ist zurzeit noch der herausnehmbare Zahnersatz. Es ist in manchen Situationen sehr schwierig, mit Kunststoffen oder Keramiken ähnlich filigrane Konstruktionen herzustellen wie mit Metalllegierungen. Insofern muss man sicherlich feststellen, dass die Qualität von metallfreiem, herausnehmem Zahnersatz was Ästhetik und Funktion angeht im Vergleich zum klassischen metallbasierten herausnehmbarem Zahnersatz nicht optimal ist. Dennoch sind wir aus gesundheitlichen Gründen bei unseren Patienten in der Regel darauf angewiesen, metallfrei zu arbeiten.

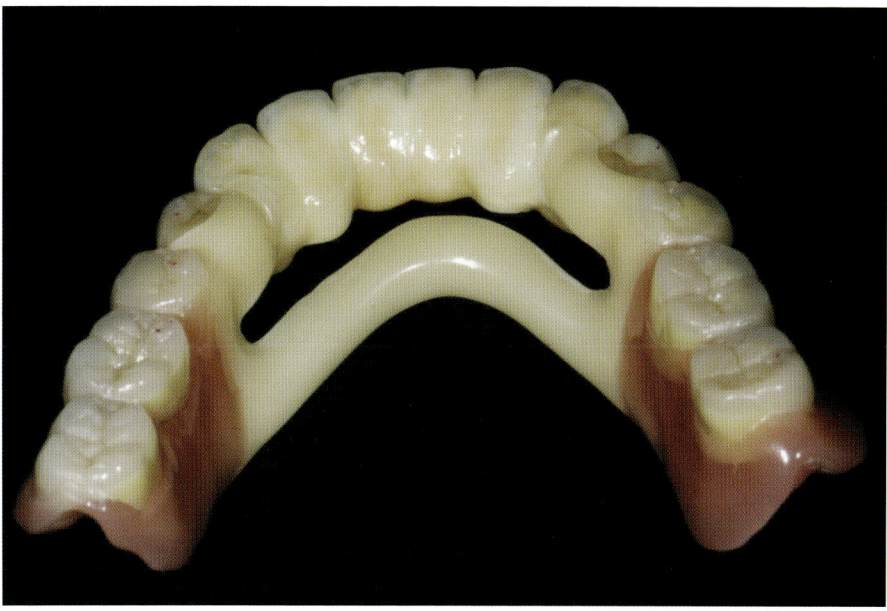

Abbildung 157: Metallfreie Prothese, die über ein Geschiebe mit einem Block vollkeramischer Kronen verbunden ist. Die Kronen werden im Mund fest einzementiert, die Prothese ist herausnehmbar.

Eine mögliche Versorgung wurde bereits bei den langzeitprovisorischen Varianten vorgestellt. Die Klammerprothese aus einem zahnfarbenen, metallfreien, gespritzten Kunststoff kann auch für definitive Versorgungen durchaus genutzt werden.

Andere mögliche Versorgungsformen, die wir auch aus der klassischen Zahntechnik mit Metalllegierungen kennen sind Steg-, Geschiebe- und Teleskopprothesen. Auch diese Konstruktionsarten lassen sich mit metallfreien Werkstoffen herstellen.

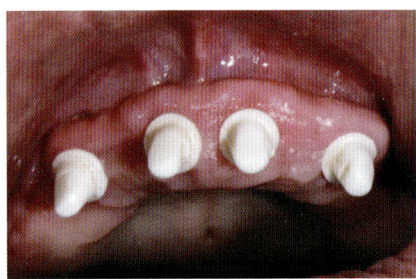 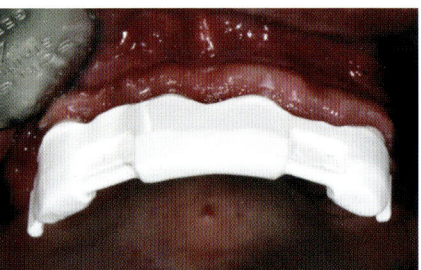

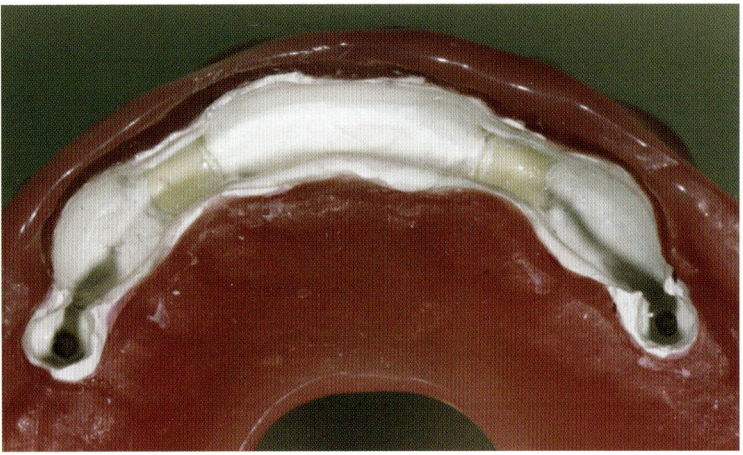

Abbildungen 158, 159 und 160: Häufig verwendete Stegkonstruktion, zur primären Verblockung im Mund werden die Implantate über einen gefrästen Zirkondioxidsteg verbunden. Als Gegenstück zu dieser Patrize wird die passgenaue Matrize in die vorhandene Prothese einpolymerisiert. Durch die parallelen Flächen ist ein relativ guter Halt gewährleistet.

14. Metallfreie Kieferorthopädie: Unsichtbare Korrektur von Zahnfehlstellungen

Die Kieferorthopädie ist das Teilgebiet der Zahnmedizin, das sich mit der Verhütung, Erkennung und Behandlung von Fehlstellungen der Kiefer und der Zähne befasst. Die Behandlung geschieht üblicherweise entweder mit herausnehmbaren Geräten oder festsitzenden Zahnspangen (Multiband- und/oder Multibracketapparatur).

Diskussionen zur Materialunverträglichkeit scheinen in der Kieferorthopädie (noch) keine große Rolle zu spielen. Möglicherweise, weil kieferorthopädische Apparaturen nur eine begrenzte Zeit inkorporiert werden. Vielleicht auch, weil durch lange Latenzzeiten mancher Erkrankungen der Zusammenhang erst sehr spät, teilweise Jahrzehnte später sichtbar wird. Die Exposition ist dann längst vergessen.

Es ist unvermeidbar, für eine kieferorthopädische Behandlung Fremdstoffe, wenn auch nur vorübergehend, in den Körper einzugliedern. Umso wichtiger ist es, die biologische Wirksamkeit dieser Stoffe zu kennen und zu beachten. Im Wesentlichen werden unterschiedliche Legierungen aus Metallen wie Chrom, Kobalt, Nickel, Titan und Acryl-Kunststoffe verwendet.

An dieser Stelle soll auf die Möglichkeit hingewiesen werden, eine kieferorthopädische Behandlung metallfrei mit thermoplastischen Kunststoffen durchzuführen.

Thermoplastische Schienen werden in der Kieferorthopädie auf zweierlei Arten verwendet. Einerseits als hochelastische Schiene (Positioner) für relativ geringe Bewegungen am Ende einer kieferorthopädischen Therapie. Andererseits entstand schon vor Jahrzehnten die Idee, mit einer Serie von durchsichtigen Schienen Zähne zu bewegen.

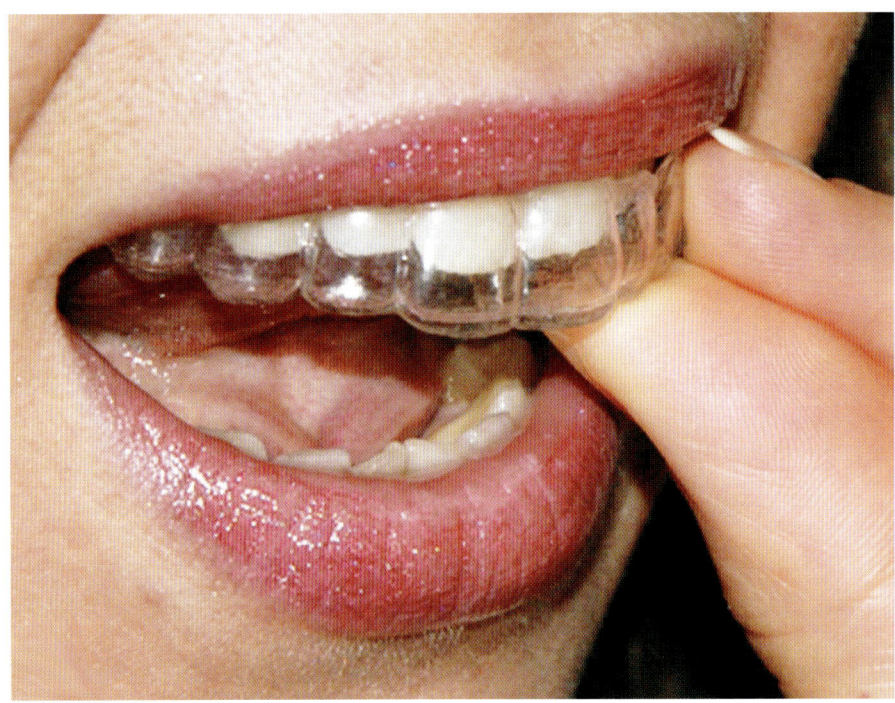

Abbildung 161: Durchsichtige Schienen aus einem thermoplastischen Kunststoff.

Bei der ursprünglichen Technik wird ein Kiefer- und Zahnmodell aus Gips hergestellt, die Zähne werden aus dem Modell gesägt und in mehreren Schritten in eine gewünschte Endposition gebracht. Darüber wird eine thermoplastische Folie gezogen, aus der die gewünschte Schiene entsteht.

Seit einigen Jahren besteht die Möglichkeit aus der Abformung der Mundsituation mittels Computertomographie eine dreidimensionale virtuelle Ansicht der Kiefer- und Zahnsituation zu erstellen.

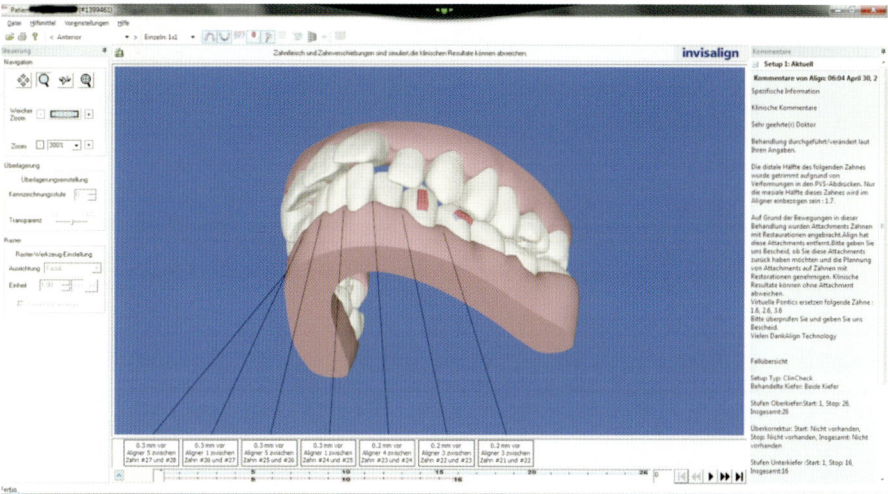

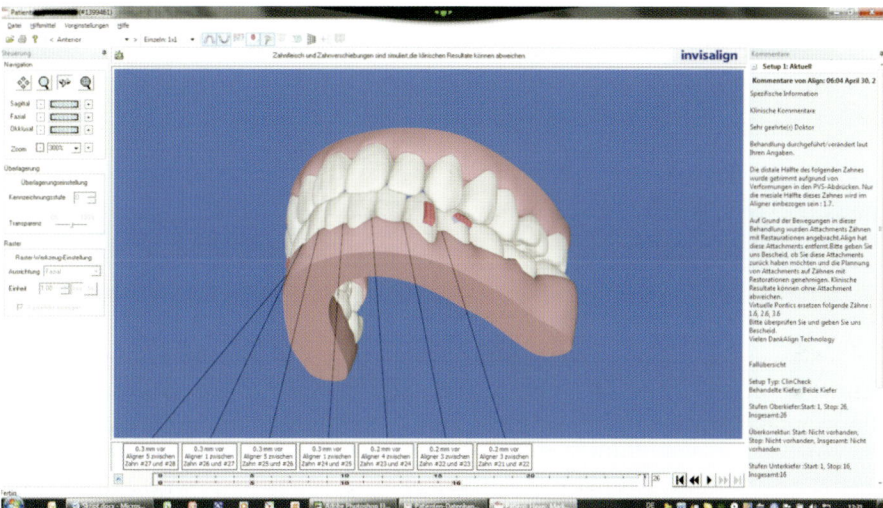

Abbildung 162 und 163: Virtuelle dreidimensionale Animation der Zahnstellung zu Beginn und am Ende der Behandlung.

Das EDV-gestützte Verfahren ermöglicht es, kostengünstig und in sehr kurzer Zeit unterschiedliche Behandlungsabläufe zu simulieren und mit dem Patienten die Vor- und Nachteile zu diskutieren.

Mögliche Risiken einer Behandlung, zum Beispiel verbleibende Restlücken nach einem Extraktionsfall oder anatomische Strukturen, die Zahnbewegungen verhindern, können so frühzeitig erkannt und durch Alternativplanungen vermieden werden.

Bereits zu Beginn der Behandlung ist die Dauer relativ genau umschrieben. Die Anzahl der benötigten Schienen (jede Schiene wird vom Patienten ca. 14 Tage getragen) und der Fortschritt werden dem Patienten visualisiert, wodurch die Mitarbeit und das Verständnis der Patienten (Compliance) für die erforderlichen Maßnahmen und die notwendige Behandlungsdauer steigen.

Durch die softwarebasierte Behandlungsplanung ist eine zielgerichtete und geradlinige Bewegung der Zähne möglich. Der Behandlungsablauf wird in zahlreiche sehr kleine Schritte unterteilt. Die Therapie kann deshalb langsam und mit niedrig dosierten Kräften erfolgen ohne die Therapiedauer auszudehnen. Niedrig dosierte und zielgerichtete Kräfte sind wichtig um Wurzelresorptionen vorzubeugen.

Die Behandlungstermine in der Praxis sind im Vergleich zur Multi-Bracket-Therapie (MB-Therapie) seltener und kürzer und beschränken sich in der Regel auf Kontrollen. Ungeplante Termine, zum Beispiel um gelöste Brackets oder Drähte neu zu fixieren sind obsolet, ein Komfortgewinn für Behandler und Patient.

Das Karies- und Parodontitisrisiko ist durch die Behandlung, im Gegensatz zur MB-Therapie nicht erhöht, weil die Mundhygiene durch die herausnehmbaren Schienen nicht eingeschränkt ist (58, 59). Anfängliche Bedenken, dass die remineralisierende Schutzfunktion des Speichels durch die Schienen eingeschränkt wird, haben sich klinisch nicht bestätigt.

Das vorgestellte Verfahren stellt in vielen Fällen eine gute Alternative zur etablierten MB-Behandlung dar. Es handelt sich in der heutigen Form um eine vergleichsweise junge Technik, die sicherlich noch weiteres Entwicklungspotential besitzt. Die Möglichkeit, Patienten metallfrei kieferorthopädisch zu behandeln macht die Methode für eine ganzheitlich orientierte Praxis in jedem Fall interessant.

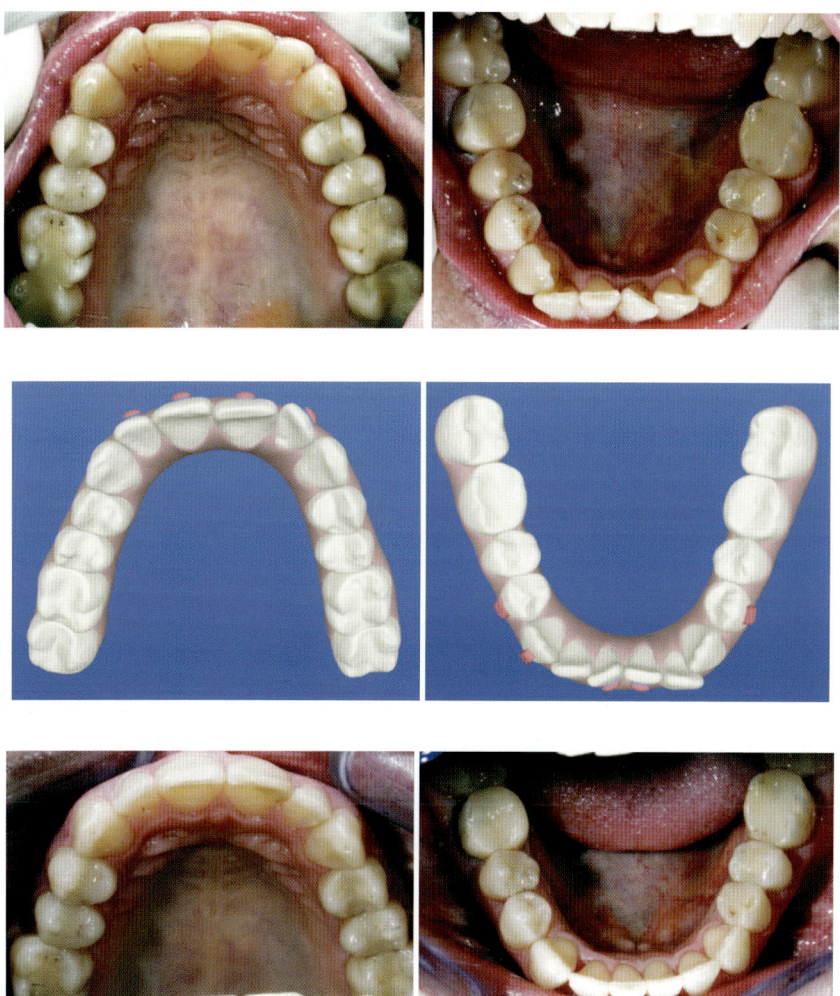

Abbildungen: 164 bis 169: Dokumentation eines kieferorthopädischen Behandlung mit Kunststoffschienen. Die Situation vorher zeigt klinisch und in der virtuellen Simulation einen Platzmangel im Bereich der Schneidezähne im Ober- und Unterkiefer. Nach einer Behandlungsdauer von ca. 10 Monaten mit einer Sequenz von 20 Schienen ist dieser Platzmangel vollständig behoben.

Teil 4:
Integrative und komplementäre Aspekte im Behandlungskonzept

15. Die Detox-Klinik

Mit Detox-Klinik bezeichnen wir das Projekt eines Zentrums, in dem die Ideen, wie sie in diesem Buch skizziert werden, verwirklicht werden. Detox-Klinik ist aber auch Ausdruck der Idee eines integrativen Behandlungskonzeptes, das wir bereits im Rahmen eins internationalen Netzwerks, der Open Mind Academy, verwirklicht haben.

15.1. Prinzipien eines integrativen Konzeptes

Mit dem Wort *integrativ* bezeichnen wir ein Zusammenwirken in zweierlei Hinsicht. Zum einen meinen wir damit das Zusammenarbeiten von Ärzten und anderen Therapeuten verschiedener Fachrichtungen innerhalb eines sehr engen Netzwerkes oder im Idealfall unter einem Dach. Zum anderen ist damit gemeint, dass wir in unsere diagnostischen und therapeutischen Überlegungen etabliertes medizinisches Wissen, wie es heute an jeder medizinischen Fakultät gelehrt wird, reproduzierbare, komplementärmedizinische Verfahren und neueste Erkenntnisse, die noch nicht in jedem Fall Einzug in die universitäre Medizin gehalten haben, einbeziehen.

Die meisten genannten Aspekte haben primär keine zahnmedizinische Relevanz, dem Zahnarzt fehlt aufgrund seines Studiums in der Regel auch die fachliche Kompetenz, seine Patienten diesbezüglich ausreichend zu informieren. Dennoch sind diese Aspekte für ein nachhaltig gesundes Leben extrem wichtig. In vielen Fällen befindet sich der Zahnarzt quasi im Zentrum der allgemeinmedizinischen Therapie. Dies liegt daran, dass viele Patienten sich mit chronischen Beschwerden, zum Beispiel Nahrungsmittelunverträglichkeiten, Kopfschmerzen, Gelenkschmerzen und diagnostizierten chronischen Erkrankungen abgefunden haben, weil hierfür von ihren behandelnden Ärzten und Therapeuten bislang keine Ursachen erkannt wurden oder keine adäquaten, nachhaltig wirksamenTherapien angeboten werden konnten. Es liegt dann am Zahnarzt, mögliche Zusammenhänge zwischen allgemeinmedizinischen Beschwerdebildern und möglichen Ursachen im Mund- und Kieferbereich zu erkennen.

Aus diesem Grund sollen auch in diesem Buch, das sich natürlich überwiegend mit den zahnmedizinischen Aspekten eines integrativen Konzeptes befasst, dennoch auch die anderen Bereiche dieses Konzeptes zumindest in groben Zügen skizziert werden. In der praktischen Tätigkeit werden, in jedem Fall sollten sie das, all diese Bereiche ohnehin Hand in Hand zusammenarbeiten.

Im ersten Teil des Buches hatten sie bereits das sogenannte 3-Säulen-Konzept für ein gesundes Leben kennen gelernt:

- Professionelle Entgiftung
- Natürliche Heilung
- Seelische Stabilisierung

Im Bereich der professionellen Entgiftung spielt die Zahnmedizin natürlich eine zentrale Rolle, jedoch bekommt das zahnmedizinische Handeln erst dann für den Patienten einen nachhaltigen Sinn, wenn weitere Maßnahmen bei umweltmedizinischen Kollegen stattfinden. Diese Aspekte sollen hier ebenso, wie die Punkte „Natürliche Heilung" und „Seelische Stabilisierung" angesprochen und in Grundzügen erklärt werden.

15.2. Professionelle Entgiftung

Handlungen, die von ärztlichen Kollegen in diesem Zusammenhang durchgeführt werden, sind sehr umfangreich. Sie bedürfen eines sehr profunden Wissens, das über einzelne Fachbereiche hinausgeht. Ich möchte daher in diesem Zusammenhang ausdrücklich auf die Buchveröffentlichungen des Kollegen Dr. Jochen Mutter und der Open Mind Academy hinweisen.

Generell ist bei chronischen Beschwerden oder Erkrankungen eine Ausleitung von Schadstoffen anzuraten. Die Ausleitung führt dazu, dass die natürlichen Körperfunktionen reaktiviert werden und der Stoffwechsel besser funktioniert. Die Ausleitung bewirkt also, dass die körpereigenen Entgiftungsmechanismen, die durch die Schadstoffe mit der Zeit überlastet waren und zum Erliegen gekommen sind, wieder ihre Arbeit aufnehmen. In den meisten Fällen wird es erforderlich sein, dass vor der Entgiftungstherapie eine Umstellung der Ernährung hin zu vitalstoffreichen Lebensmitteln stattfindet. Auch muss der Körper mit großen Mengen von Elektrolyten aufgefüllt sein. Damit eine ausreichende Menge von Vitaminen, Mineralstoffen, Spurenelementen und Ultraspurenelementen vorhanden ist, wird es regelmäßig notwendig sein, zumindest zeitweise auf hochwertige Nahrungsergänzungsmittel zurückzugreifen. Die Notwendigkeit muss zu

Therapiebeginn an Hand der entsprechenden Laborparameter im individuellen Fall konkret bestimmt werden.

Die eigentliche Entgiftung findet dann über natürliche Substanzen wie Chlorella[1] und Chlorella Growth Factor (CGF), Koriander, Knoblauch, Bärlauch oder Omega-3-Fettsäuren aus Algen statt. In vielen Fällen ist es angesichts der ausufernden Belastungen allerdings notwendig, eine schnelle und nachhaltige Entgiftung mit Chelatbildnern[2] oder dem erst kürzlich entwickelten starken Antioxidans[3] OSR durchzuführen (16).

OSR musste bedauerlicherweise wieder vom Markt genommen werden, weil die zuständige Überwachungsbehörde in den USA die extrem gute Ausleitungswirkung bei chronischen Schadstoff- und Schwermetall-belastungen erkannt hat. Für diese Behandlung war OSR ursprünglich nicht zugelassen worden. Die Behörde fordert nun von der sehr kleinen Herstellerfirma extrem teure Studien für eine erneute Zulassung. Es bleibt zu hoffen, dass die Firma das notwendige Kapital für eine erneute Zulassung des Medikaments von Investoren zur Verfügung gestellt bekommt, damit OSR (oder ein vergleichbares Medikament) möglichst rasch wieder zur Verfügung steht. Die ersten Erfahrungen, die mit diesem Medikament gemacht wurden, waren für viele chronisch Erkrankte extrem hoffnungsvoll. Der Wirkstoff des OSR erscheint auch deshalb besonders geeignet, weil er anders als DMPS oder DMSA offensichtlich auch in das Zellinnere und die Mitochondrien gelangen kann (60).

Derzeit stehen bei der Entgiftung Chelatbildner wie DMPS und DMSA im Vordergrund, weil sie die zurzeit wohl wirksamsten, verfügbaren Medikamente für diesen Zweck sind. Im richtigen Kontext eingesetzt, sehen wir, anders als häufig dargestellt, nur in extremen Ausnahmefällen Nebenwirkungen. Voraussetzung dafür ist, dass die sachgerechte Entgiftung im Mund- und Kieferbereich, wie in diesem Buch umfassend dargestellt

---

[1] Chlorella ist eine Grünalge.

[2] Ein Chelator ist eine chemische Verbindung, die einen Metallion über mindestens zwei Bindungsstellen fixiert. Die Bindung zwischen Chelator und Metallion ist dadurch sehr fest, der Chelator „verliert" das Ion nicht mehr auf seinem Weg bis zur Ausscheidung aus dem Körper.

[3] Ein Antioxidans ist eine Substanz, die eine unerwünschte Oxidation anderer Substanzen verhindert.

(siehe Kapitel 9 bis 11), abgeschlossen ist. Voraussetzung ist ebenfalls, dass der Körper ausreichend mit Elektrolyten, Vitaminen, Mineralstoffen, Spurenelementen und Ultraspurenelementen aufgefüllt ist. Auch das Wohnumfeld sollte hinsichtlich elektromagnetischer Strahlungen überprüft werden. Es wird vermutet, dass elektromagnetische Felder den Erfolg einer Ausleitungstherapie reduzieren. Die besten Ergebnisse bei der Schadstoffausleitung scheinen jedenfalls in funkarmen Umgebungen erreicht zu werden (16).

Sie halten die Ausleitung mit Chelatbildnern, eingebettet in ein integratives Konzept, für problematisch? Dann werden Sie erstaunt sein, wie alternative „Therapien" heute aussehen, zum Beispiel bei AD(H)S:

Die Aufmerksamkeitsdefizit-/Hyperaktivitätsstörung (ADS beziehungsweise ADHS), die auch als Aufmerksamkeitsdefizit- / Hyperaktivitätssyndrom oder Hyperkinetische Störung (HKS) bezeichnet wird, ist eine bereits im Kindesalter beginnende psychische Störung, die sich durch Probleme mit der Aufmerksamkeit sowie Impulsivität und häufig auch Hyperaktivität auszeichnet. Etwa drei bis zehn Prozent aller Kinder zeigen Symptome im Sinne einer AD(H)S. Jungen sind deutlich häufiger betroffen als Mädchen. Die Symptome können mit unterschiedlicher Ausprägung bis in das Erwachsenenalter hinein fortbestehen. Betroffene und ihre Angehörigen stehen meist unter erheblichem Druck. Versagen in Schule oder Beruf und die Entwicklung von weiteren psychischen Störungen sind häufig (61).

Zum therapeutischen Standardprogramm gehört heute die Gabe von Psychopharmaka wie dem Wirkstoff Methylphenidat (Handelsname unter anderem Ritalin, Medikinet, Concerta), Amphetaminen und Antidepressiva. Welt online berichtete im September 2006 unter Berufung auf das Deutsche Ärzteblatt, dass der Verbrauch allein von Ritalin in Deutschland von 34 Kilogramm im Jahr 1993 auf 639 Kilogramm im Jahr 2001 (62) und 1221 Kilogramm im Jahr 2006 anstieg (63) bei gleichzeitig abnehmender Geburtenrate. Dabei sind die Spätfolgen dieser Medikamentengabe bislang nicht erforscht, da die Pharmaindustrie die hierfür notwendigen Gelder verweigert (64). Mittlerweile besteht sogar der Verdacht, dass der Wirkstoff das Gehirn schädigt (65). Experten warnen daher bereits vor sorgloser Einnahme.
Welt online im September 2006 weiter: "Es gibt, schrieb vor über hundert Jahren ein Psychologe namens William James, einen normalen (!) Charaktertypus, bei dem die Impulse anscheinend so schnell in Bewegung

umgesetzt werden, dass kein Platz für Hemmungen ist. Dieses sind die waghalsigen und sprunghaften Temperamente. Ausgerechnet die selbst ernannte Risikogesellschaft erklärt diese Temperamente nun für nicht länger normal. Traumverloren schwärmt sie von Multi-Tasking-Fähigkeiten und schrumpft jene, die sie haben, auf DIN-Norm".

Die Ursachen von AD(H)S sind bislang nicht ausreichend erforscht. In zahlreichen neueren Studien kristallisiert sich jedoch heraus, dass Neurotoxine, zu denen auch Quecksilber gehört, neben anderen umweltbedingten Faktoren (Tabakrauch, Pestizide etc.) eine Rolle spielen könnten (66). So korreliert die nachgewiesene Quecksilbermenge mit dem Auftreten von AD(H)S (67). Diese Umweltgifte gelangen bereits vor der Geburt in den kindlichen Organismus und schädigen diesen(68).

Die Entgiftung von Schadstoffen und Schwermetallen ist wesentlich komplexer, als auf den ersten Blick zu vermuten. Eine erfolgreiche Behandlung verlangt daher ein inhaltlich und zeitlich gut abgestimmtes Konzept. Ein solches Konzept wurde von den Mitgliedern der Open Mind Academy entwickelt und von den beteiligten Ärzten in ihren Kliniken, Praxen oder Behandlungszentren umgesetzt und stetig weiter entwickelt.

16. Natürliche Heilung

Für eine nachhaltige Heilung und langfristige Gesunderhaltung ist es unabdingbar gesundheitsfördernde, positive Rahmenbedingungen zu etablieren. Es bedeutet, dass dem „weg von" der Entgiftungstherapie das „hin zu" an die Seite gestellt werden muss. Dieses „hin zu" wird am besten durch die klassischen Naturheilverfahren, wie sie bereits von Sebastian Kneipp beschrieben und angewandt wurden dargestellt. Die große Rolle, die dieser Bereich für eine nachhaltige Heilung und dauerhafte Gesundheit spielt, zeigt, dass die Verantwortung für die Gesundheit in weiten Teilen nicht beim Arzt liegt, sondern vom Patienten selbst übernommen werden muss. Diese Tatsache, so wie die herausragende Bedeutung der klassischen Naturheilverfahren selbst, sind durch die staatliche Bevormundung der Menschen in allen Lebenslagen und die Technikgläubigkeit unserer Epoche in Vergessenheit geraten. Erst in jüngerer Zeit öffnen sich immer mehr Menschen diesen lebenswichtigen Möglichkeiten der natürlichen Heilung und des gesunden Lebens.

Anderen alternativen Diagnosemöglichkeiten und Therapien stehen wir offen gegenüber, solange sie ihren Wert für den Patienten reproduzierbar und nachhaltig beweisen.
Dies trifft zum Beispiel in der Schmerztherapie auf die Akupunktur zu.

In der **Ernährungstherapie** stehen vollwertige Ernährung und therapeutisches Fasten im Vordergrund. Für die regelmäßige Ernährung empfehlen wir folgende Rahmenbedingungen:

Tierisches Protein reduzieren

Die Anteile von Protein an der Gesamtmenge der Nahrung kann in den meisten Fällen reduziert werden. Insbesondere tierisches Protein sollte einen Anteil von 5 Prozent nicht überschreiten. Ein Großteil der Zivilisationserkrankungen würde dadurch bereits drastisch reduziert werden (38).
Insbesondere Milch und Milchprodukte sollten vermieden werden. Dies gilt sowohl für Erwachsene, als auch für Kinder. Die weit verbreitete Meinung, dass Milch für Kinder im Wachstum irgendeinen Vorteil hätte, ist durch keine unabhängige und wissenschaftlich haltbare Studie belegt. Der Proteinanteil in der Milch liegt um ein Vielfaches über dem der Muttermilch. Bräuchten Kinder im Wachstum einen höheren Proteinanteil, als in der Muttermilch vorhanden, so ist davon auszugehen, dass dies im Laufe der

Evolution korrigiert worden wäre. Auch für Erwachsene ist der Konsum von Milch aus gesundheitlicher Sicht abzulehnen. Selbst Kühe trinken keine Milch!

Die irrige Annahme, dass Milch oder Milchprodukte in irgendeiner Form für den Knochenaufbau sinnvoll oder notwendig wären, ist falsch. Anders ist nicht zu erklären, dass die Länder, die den höchsten Milchkonsum aufweisen, sowohl die höchsten Osteoporoseraten, als auch sehr hoher Knochenfrakturraten aufweisen (siehe Kapitel 5.2., Gingivitis und Parodontitis).

Für Fette gilt, dass das Verhältnis zwischen Omega-6- und Omega-3-Fettsäuren möglichst nahe an das urzeitliche Verhältnis von 1:1 heranreichen sollte. Da die übliche Nahrung eher Omega-6-lastig ist, sollte darauf geachtet werden, Lebensmittel zu sich zu nehmen die reich an Omega-3-Fettsäuren sind. Dies können Sie erreichen, indem Sie Getreide meiden, ebenso Sonnenblumen-, Distel-, Raps- und Sojaöl. Lediglich Leinöl weist einen hohen Anteil an Omega-3-Fettsäuren auf. Verzichten Sie auf gehärtete Fette, zum Beispiel in der Margarine oder zahlreichen Brotaufstrichen. Reich an Omega-3-Fettsäuren sind unter anderem bestimmte Fischarten (Lachs, Hering, Makrele), Nüsse, Mandeln, Leinsamen und Algen.

Kohlenhydrate besser meiden

Kohlenhydrate sollten weit gehend vermieden werden. „(…) Nur wenigen ist bewusst, dass wir Zucker nicht nur in Form von Haushaltszucker zu uns nehmen. Auch alle kohlenhydrathaltigen Lebensmittel wie Kartoffeln, Nudeln und Brot baut der Körper zu Zucker (Glukose) um; Nudeln beispielsweise werden zu rund 80 Prozent zu Zucker gespalten. Doch die Menge an Kohlenhydraten und damit an Glukose, die jeder täglich zu sich nimmt, hat nicht nur Einfluss auf den Zustand der Zähne, sondern auch katastrophale Folgen für den gesamten Stoffwechsel (69). Stichworte in diesem Zusammenhang sind Diabetes, Übergewicht oder Nierenschäden.

Häufig wird nach diesen Informationen gefragt, was überhaupt dann noch gegessen werden darf. Dazu müssen wir uns bewusst machen, dass sich der menschliche genetische Code in den letzten Jahrhunderten praktisch nicht verändert hat. Das bedeutet, dass wir uns auch hinsichtlich der Ernährung zurück besinnen müssen. So manche Errungenschaft der Neuzeit, von Kulturgetreidesorten bis hin zur Mikrowelle, erweist sich bei genauer Betrachtung als ungeeignet für den Menschen. Das Stichwort für eine artgerechte Ernährung lautet „**Gorilladiät**". Damit sind weniger die Tischmanieren gemeint, als vielmehr die Frage, welche Lebensmittel wie aufgenommen werden. Vereinfacht gesagt lautet die Empfehlung:

Ernährungsempfehlungen: „Bio" und unverarbeitet

So viele Gemüse und Salate wie möglich, ergänzt durch Algen, Beeren, Samen und Nüsse, eventuell und in kleineren Mengen Fisch[1]. Das sinnvollste Getränk für den Menschen ist Wasser. Die Nahrung sollte so roh wie möglich gegessen werden. Die Zubereitung durch Hitze führt fast immer zu einem Verlust an wertvollen Inhaltsstoffen, in manchen Fällen entstehen durch die Erhitzung sogar schädliche Verbindungen.

Zu der Zeit, zu der es noch keinen Kunstdünger gab und die Landwirtschaft noch nicht industrialisiert war, kam das Essen vom Bauern und alle Bauern waren alle Biobauern. Heute ist das anders. Aus Lebensmitteln wurden Nahrungsmittel, und die kommen heute selten vom Bauern, meistens aus der Fabrik. In Nahrungsmitteln, die kein Biosiegel tragen, sind heute bis zu 300 Zusatz- und Hilfsstoffe zugelassen. Deshalb ist es sinnvoll, Lebensmittel zu kaufen, die ein Biosiegel tragen. Doch Vorsicht, „Bio" ist nicht gleich „Bio", und nicht jedes Siegel, das Bio suggeriert, hält, was sich der Verbraucher davon verspricht.
Es gibt eine Reihe von Bezeichnungen, die mit biologisch hergestellten Lebensmitteln nichts zu tun haben: „aus integrierter Produktion", „aus umweltschonenden Anbau", „kontrollierte Qualität", „neutral kontrolliert" und viele mehr. Diese Bezeichnungen sind nicht geschützt. Sie stellen keinerlei objektives Qualitätsmerkmal dar.

Aber auch die Biosiegel bürgen, wenn sie denn vom Hersteller tatsächlich eingehalten werden, von sehr unterschiedlicher Qualität. In Lebensmitteln, die das EU-Biosiegel tragen sind immer noch bis zu 50 Zusatz- und Hilfsstoffe erlaubt. Verbände wie Demeter, Naturland oder Bioland haben dagegen wesentlich strengere Richtlinien. Mit dem Kauf von biologisch hergestellten Produkten helfen wir auch den Erzeugern, denn auch sie leiden unter den Schadstoffen, die sie bei der Herstellung verwenden. Zudem wird mit derUmwelt bei der Herstellung in vielerlei Hinsicht weniger zerstörerisch und nachhaltiger umgegangen, als es heute in der

---

[1] Aus lokalpatriotischer Sicht komme ich hier nicht umhin, Wildfische aus den eher gering mit Schadstoffen belasteten Gewässern der Alpen zu empfehlen.

industriellen Produktion von Lebensmitteln der Fall ist. Und wer weiterhin tote Tiere essen möchte, der erspart diesen durch die biologische Erzeugung zumindest ein unfassbar perverses und absolut vermeidbares Leid.

Wir empfehlen dringend, auf „Convenience Food[1]" zu verzichten. Sie ersparen sich Stoffe wie Glutamat, Hefeextrakt, Zitronensäure und viele andere der Zusatz- und Hilfsstoffe, von denen eine ganze Reihe in Verdacht steht, psychische und physische Erkrankungen zu verursachen. Mag man über die Schädlichkeit dieser Stoffe noch streiten, unbestritten ist sicher, dass wir sie nicht brauchen, dass sie uns nicht nützen. Es ist wesentlich gesünder und schmackhafter, rohe und unbehandelte Lebensmittel zu kaufen. Auch im Sinne der Ordnungstherapie ist die gemeinsame Zubereitung zu Hause ein enormer Gewinn an Lebensqualität, der Respekt vor der Umwelt kehrt dadurch zurück in die heimischen Esszimmer.

Wie wichtig solche Ernährungsempfehlungen sind, zeigt die Tatsache, dass Menschen mit einem normalen Gewicht[2] in Deutschland mittlerweile in der Minderheit sind. 60 Prozent der erwachsenen Männer und 50 Prozent der Frauen gelten inzwischen als zu dick oder sogar fettleibig. In den USA gelten sogar nur noch ca. 35 Prozent der Bevölkerung als Normalgewichtig. Verbunden mit dem Übergewicht sind ein erhöhtes Risiko für Folgeerkrankungen wie Diabetes, Herz-Kreislauf- Erkrankungen, bestimmte Krebsarten oder Alzheimer (70).

Die **Bewegungstherapie**, sowohl im aktiven als auch im passiven Sinn bedeutet unspezifische, körperliche Aktivitäten, individuelle, am Befund orientierte Sporttherapie und Krankengymnastik sowie Massagen und manuelle Therapie.
Auch in diesem Zusammenhang lohnt ein Blick auf den menschlichen genetischen Code. Dabei muss jedem Menschen bewusst werden, dass die

---

[1] Convenience Food ist der aus dem Englischen entlehnte Begriff für bequemes Essen. Damit werden vorbereitete Lebensmittel und zubereitete Speisen bezeichnet, die die Zubereitung des Essens verkürzen bzw. erleichtern.

[2] Als Normalgewicht wird ein BMI je nach Alter zwischen 19 und 25 betrachtet. Der BMI (= body mass index) berechnet sich aus dem Körpergewicht in Kilogramm dividiert durch das Quadrat der Körpergröße in Meter. Beispiel: Bei 75 Kilogramm Körpergewicht und 1,78 Meter Körpergröße errechnet sich ein BMI von $75 / 1,78^2$ entsprechend 23,7. Der BMI stellt selbstverständlich nur eine vereinfachte Messgröße dar.

Bewegung, die wir unserem Körper heute gönnen, in den allermeisten Fällen völlig unzureichend ist. Die nicht artgerechte Haltung führt nicht nur bei Menschen, sondern auch bei Tieren zu den allseits bekannten Zivilisationserkrankungen. Dies liegt zum einen daran, dass durch den Mangel an Bewegung viel zu wenig Energie verbraucht wird, zum anderen werden die menschlichen Zellen durch den Bewegungsmangel nicht mehr ausreichend mit Sauerstoff versorgt, so dass sich die Stoffwechselprozesse im Körper verlangsamen, was zum Beispiel auch eine reduzierte Entgiftungsfähigkeit des Körpers zur Folge hat.

Die **Hydrotherapie** beschreibt die methodische Anwendung von Wasser zur Behandlung akuter oder chronischer Beschwerden sowie zur Vorbeugung. Größtenteils wird der Temperaturreiz des Wassers ausgenutzt. Verwendet wird Wasser als Eis, kaltes, temperiertes oder warmes Wasser oder als Dampf.

Lichttherapie: Der Mangel an Vitamin D ist in Mittel- und Nordeuropa weit verbreitet. Er betrifft nicht nur ältere und kranke Menschen, sondern auch gesunde Menschen jeden Alters. Ursache dürfte neben der geographischen Lage vor allem der Lebensstil sein, der ausgedehnten Aufenthalten im Freien kaum Raum lässt. Dazu kommt die manchmal schon paranoid wirkende Angst vor Schäden durch die Sonne, die dazu führt, dass Eltern ihre Kinder und anschließend sich selbst vor jedem Kontakt mit der Sonne durch Cremes abzuschirmen versuchen, die einen nicht näher bezeichneten Chemikalienmix enthalten. Es ist unmöglich, dieses Defizit an Vitamin D durch die Ernährung auszugleichen.
Wie extrem wichtig Vitamin D für unsere Gesundheit ist, wird erst in neuerer Zeit erkannt. Die empfohlene tägliche Aufnahme von Vitamin D ist jedenfalls in den letzten Jahren drastisch gestiegen. Das Wissen um die positiven Eigenschaften von Vitamin D wird ständig größer.

Neben dieser rein physiologischen Komponente haben wir alle schon am eigenen Leib erfahren, dass das Sonnenlicht auch enorm positive Auswirkungen auf unser psychisches Wohlbefinden hat.

Die **Pflanzenheilkunde** oder Phytotherapie gehört zu den ältesten medizinischen Therapieverfahren. Wirkstoffe aus Pflanzen spielen eine Rolle sowohl in der medikamentösen Therapie, als auch im Rahmen der täglichen Ernährung, zum Beispiel in Form von Wildkräutern.

Die **Ordnungstherapie** beschreibt eine die Gesundheit erhaltende Lebensführung. Bereits im ersten Kapitel des Buches wurde darauf hingewiesen, dass ein Mensch unter den Kautelen[1], die ihn krank gemacht haben, nicht gesund werden kann. Dies wurde als „raus aus der Box" bezeichnet. Eine artgerechte Lebensführung für den Menschen erstreckt sich neben Ernährung und Bewegung auch auf Aspekte der sozialen Umstände. Gemeint sind hier das Arbeitsumfeld und die physischen und psychischen Rahmenbedingungen von Arbeit, aber auch die privaten Lebensumstände, zum Beispiel im Familienverbund.

In jüngster Zeit formiert sich, im Jahr 2000 von Paul Ray erstmals beschrieben (71) eine Bewegung, die neudeutsch Lohas genannt wird. Lohas ist ein Akronym für „Lifestyle of Health and Sustainability" (Lebensstil für Gesundheit und Nachhaltigkeit). Lohas könnten die modernen Nachfahren der Anhänger der Kneippschen Ordnungstherapie werden.

Die meisten der hier kurz vorgestellten Verfahren haben einen ganzheitlichen Ansatz, das heißt, sie versuchen, die gestörte Harmonie des gesamten Organismus wieder ins Gleichgewicht zu bringen, wobei sie den Anspruch haben, nicht nur den Körper zu behandeln, sondern Geist und Seele einzubeziehen.

---

[1] Rahmenbedingungen.

17. Seelische Stabilisierung

Unter seelischer Stabilisierung fassen wir Maßnahmen zusammen, die der Heilung und Gesunderhaltung des Geistes dienen. Dies können bei einigen Menschen religiöse Handlungen sein, aber auch viele Arten von Meditationstechniken und anderen Maßnahmen, durch die Menschen sich mit sich selbst, ihrem Geist und ihrer Seele beschäftigen.

Hilfe auf dem Weg zur seelischen Heilung ist durch Zuwendung zu einem religiösen Glauben möglich, viele *unserer* Patienten suchen die Unterstützung von Heilern, wie dem Brasilianer Joao de Deus. Auch auf weltlicher Ebene sind solche Annäherungen selbstverständlich möglich.

Aus einem Text von Dr. Harald Banzhaf (72): „Achtsamkeit (engl. Mindfulness) ist eine spezielle Form der Aufmerksamkeitslenkung. Es ist das absichtsvolle, klare, unabgelenkte, offene und annehmende Beobachten und Gewahr werden dessen, was im Augenblick der jeweiligen gegenwärtigen (äußeren oder inneren) Erfahrung geschieht, ohne irgendeine Bewertung positiver oder negativer Art. Achtsamkeit als eigenständiges Konzept wurde von dem Molekularbiologen Prof. Jon Kabat-Zinn Ende der 1970er Jahre in das westliche Medizinsystem integriert. Ohne religiösen Bezug und wissenschaftlich untersucht wird es in den USA in Hunderten von Schmerzreduktionskliniken und medizinischen Einrichtungen seit vielen Jahren erfolgreich angeboten. In der Zwischenzeit hat es auch in Deutschland regen Eingang gefunden sowohl in psychotherapeutische als auch in medizinische Behandlungsansätze. Im psychotherapeutischen Kontext wird Achtsamkeit bereits als dritte Welle der Verhaltenstherapie bezeichnet.

Seine Grundlagen schöpft Achtsamkeit vor allem aus den universalen Lehren des Buddhismus. Dort wird sie als eine von acht Pfaden und als spiritueller Übungsweg zur Befreiung aus dem Kreislauf von Leid verstanden.

Wenn wir von Meditation sprechen, meinen wir in der westlichen Welt häufig die sogenannte Einsichts- oder Erkenntnismeditation (Vipassana-Meditation). Diese Form der Meditation stellt Achtsamkeit ganz in den Vordergrund. Doch auch in unserer christlich geprägten Kultur hat Achtsamkeit eine lange, wenn auch weniger bekannte, tiefgründige Tradition. Hier wird das Gemeinte eher unter dem Begriff der Kontemplation gefunden. Wahrnehmen, ein Schlüsselbegriff der kontemplativen Praxis, könnte auch bedeuten, wir nehmen das, was wahr ist, die Wahrheit eben, an. In einer achtsamen und wahrnehmenden Haltung öffnen wir uns unserem Innersten, dem Heiligtum, unserem Herzen. Aus dieser Stille heraus ist es möglich, Antworten auf Fragen zu erhalten, die im Lärm des Alltags oft überhört werden. Antworten auf Fragen, die wir uns möglicherweise bewusst gar nicht stellen würden, die aber mitunter sehr viel mit unserem Unbehagen oder gar mit unserem Unwohlsein oder Kranksein zu tun haben.

Unser alltäglicher, „normaler" Geist ist häufig zerstreut, zersplittert, unkonzentriert und auf der Suche nach immer Neuem, gleichsam wie ein Scanner oder ein Radargerät. Die massive Reizüberflutung durch eine nicht mehr zu bewältigende Fülle von Informationen aus Medien, Presse und modernen Kommunikationsmitteln in Kombination mit dem meist unausgesprochenen Anspruch oder Zwang, ständig und überall permanent erreichbar zu sein, tun ihr Übriges. Um diesen unruhigen Geist zu zähmen, gibt es ein Gegen- oder besser ein Heilmittel, genannt Achtsamkeit. Aber Achtsamkeit erfordert eine gewisse Übung und Disziplin. Hier stehen uns formale Anweisungen zur Schulung zur Verfügung".

Ich denke, den Worten von Dr. Harald Banzhaf ist in diesem Zusammenhang nichts hinzu zu fügen.

„Es ist nicht genug, zu wissen, man muss es auch anwenden; es ist nicht genug, zu wollen, man muss es auch tun!"

Johann Wolfgang von Goethe

Teil 5:
Anhang

18. Über den Autor

Dr. med. dent. Holger Scholz leitet, zusammen mit seinem Praxispartner Dr. med. dent. Ulrich Volz eine zahnärztliche Tagesklinik in Konstanz am Bodensee. Die beiden Zahnärzte verfolgen in ihrer Klinik ein konsequent integratives und ganzheitliches Behandlungskonzept. In der Tagesklinik in Konstanz wurden mehrere vollkeramische Implantate entwickelt, dadurch haben die dort arbeitenden Zahnärzte, wie wohl in kaum einer zweiten Klinik weltweit, umfangreiche Erfahrungen im Umgang mit metallfreien, vollkeramischen Zahnversorgungen von der Wurzelspitze bis zur Schneidekante.

Neben der Tätigkeit in der Tagesklinik in Konstanz ist der Autor vor allem an nachhaltigen und ganzheitlichen Behandlungs- und Lebenskonzepten interessiert.

Für Kollegen in Deutschland und Spanien bietet Dr. Scholz implantologische Tätigkeiten und Hilfestellung bei der Implementierung von integrativen Behandlungskonzepten an. Damit können Zahnärzte ihr Behandlungsspektrum risikolos erweitern und ihren Patienten ebenfalls vollkeramische Implantate der neuesten Generation durch einen erfahrenen Behandler, eingebettet in ein integratives Konzept anbieten.

Dr. Holger Scholz studierte an den Universitäten Berlin und Hamburg. Die Dissertation zum „Dr. med. dent." erfolgte 1994 an der Nordwestdeutschen Kieferklinik (Hamburg) zum Thema „Spätergebnisse nach der Versorgung zentraler und zentrolateraler Frakturen des Mittelgesichts".

Er hat zahlreiche Vorträge im In- und Ausland gehalten zu den Themen „vollkeramische Implantate", „metallfreie Zahnmedizin", „ganzheitliche Behandlungskonzepte", „ästhetische Zahnmedizin" und „dreidimensionale Röntgendiagnostik" sowie Artikel in verschiedenen Fachzeitschriften veröffentlicht.

Weitere Informationen finden Sie unter **www.dr-scholz.de**.

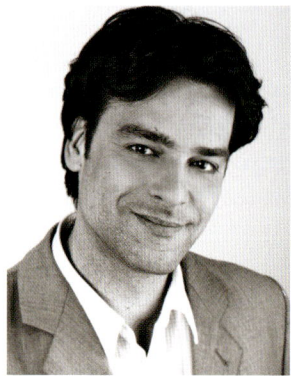

Curriculum Vitae

2011 Gründungsmitglied der **Open Mind Academy**, einem internationalen think tank mit dem Ziel, integrative Behandlungs- und Lebenskonzepte zu entwickeln.

2010 Veröffentlichung einer **Fortbildungs-DVD** für zahnärztliche Kollegen zum Thema „ganzheitliche und integrative Zahnmedizin".

2009 Gründung vom **Medicosmos - the beauty of science**, medizinischer Dienstleister in Deutschland und Spanien.

2007 Gründung der **Tagesklinik Dr. Volz & Dr. Scholz** Zahnärzte Partnerschaftsgesellschaft in Konstanz am Bodensee

2007 Gründung **Implants by Call**.

2004-2007 Moderator eines Qualitätszirkels in Hamburg.

2002 Zertifizierung als Anwender des Invisalign-Systems zur unsichtbaren Korrektur von Zahnfehlstellungen.

2000 Diplom der europäischen Akademie für Akupunktur.

1996 Gründung der **Praxis für Zahnheilkunde** im Zentrum von Hamburg, Schwerpunkte Parodontologie und Implantologie.

19. Tagesklinik Konstanz

Die Tagesklinik Dr. Volz & Dr. Scholz Zahnärzte Partnerschaftsgesellschaft in Konstanz am Bodensee ist die Heimat von Dr. Holger Scholz und Dr. Ulrich Volz.

Hier verwirklichen Dr. Scholz und Dr. Volz eine integrative, ganzheitliche und metallfreie Zahnmedizin für Menschen, die sie medizinisch behandeln wollen wie beste Freunde. In der Tagesklinik wurden mehrere metallfreie, keramische Implantatsysteme entwickelt und weit mehr als tausend dieser Implantate eingesetzt.

Darüber hinaus werden dort jedes Jahr viele hundert vollkeramische Versorgungen eingegliedert, unterstützt durch modernste CAD/CAM-Systeme und digitale 3D-Röntgentechnologie (DVT).

Die Tagesklinik ist konsequent auf eine integrative und ganzheitliche Zahnmedizin ausgerichtet. Darunter verstehen die Behandler einerseits die enge, auch räumliche Zusammenarbeit von Zahnärzten und Ärzten verschiedener Fachrichtungen sowie weiterer Therapeuten und andererseits eine Symbiose aus etablierten Konzepten, klassischen Naturheilverfahren und neusten wissenschaftlichen Erkenntnissen.

Dr. Scholz und Dr. Volz beschäftigen sich v.a. mit der **Behandlung umweltbedingter Erkrankungen**, also Erkrankungen die z.B. durch falsche Ernährung, eine lebensfeindliche Umwelt (z.B. Mobilfunk, industriebedingte Schadstoffe) oder individuelle Verhaltensmuster begünstigt oder sogar verursacht werden.

- Chronisches Müdigkeitssyndrm (CFS)
- Multiple chemische Sensitivität (MCS)
- Migräne / Kopfschmerzen
- Entzündliche Erkrankungen
- ADS / ADHS
- Autismus
- Multiple Sklerose (MS)
- Alzheimer und Parkinson
- Amyothrophe Lateralsklerose (ALS)
- Tumorerkrankungen
- und viele mehr

In der Tagesklinik bietet die Tagesklinik Ihnen das gesamte Spektrum metallfreier Zahnmedizin.

- Metallentfernung unter maximalem Schutz
- Metallfreie Füllungen, Kronen, Brücken
- Metallfreie Implantate
- Metallfreie Kieferorthopädie
- Funktionstherapie

u.v.m.

Ärzte in der Tagesklinik

- Dr. med. dent. **Ulrich Volz**
  Zahnarzt, Inhaber der Tagesklinik
  uv@zahnklinik.de

- Dr. med. dent. **Holger Scholz**
  Zahnarzt, Inhaber der Tagesklinik
  hs@zahnklinik.de

- weitere Zahnärzte mit Schwerpunktbehandlungen

- Dr. med. **Joachim Mutter**
  Arzt, selbstständig tätig in den Räumen der Tagesklinik
  jm@zahnklinik.de

Verwaltung der Tagesklinik

- **Gabriele Schulte**
  Leitung Back Office
  gs@zahnklinik.de

- **Judith Buntz**
  Leitung Front Office
  Telefon 0049 (0) 7531 991603
  Telefax 0049 (0) 7531 991604
  jb@zahnklinik.de

20. Die Open Mind Academy

Aus „Eine neue Dimension ganzheitlicher Gesundheit" (71):

Open Mind Academy steht für eine wachsende Gruppe von Wissenschaftlern, Ärzten und Therapeuten, die mit wachem und offenem Geist die Ursachen von Krankheiten betrachten, analysieren und rein am Erfolg der Patienten orientiert behandeln.

Diese Persönlichkeiten bringen ihre Kraft, ihr Wissen und ihre Energie honorarfrei in die Open Mind Academy ein, geleitet von der Suche nach Wahrheit und der Liebe zu Ihren Mitmenschen.

Im Mainstream vereinigt sich genormtes Wissen, welches oft über lange Zeiträume nicht in Frage gestellt wird, da deren Mitglieder – Mainstream gemäß – angepasst und autoritätshörig sein müssen, um das „bewährte Denken" zu bewahren. Zum Positiven verändert wurde unsere Welt allerdings immer von „Querulanten" wie Einstein oder Mozart , diese Menschen, die den Weg zur Quelle gegen den Strom suchen, braucht unsere Zeit, in der wir erkennen müssen, dass der Mainstream uns nicht aus der Sackgasse führen wird in die wir durch den Mainstream geführt worden sind.

Der Nachteil der Querdenker-Persönlichkeiten besteht darin, dass sie schwer zu organisieren sind, da dies ihrem Naturell widerspricht! Die Open Mind Academy könnte aufgrund ihrer Zusammensetzung, Zielsetzung und Organisationsstruktur diese Aufgabe erfüllen und dem erkrankten Patienten das Wissen geben, dass er benötigt, um seine eigene Heilung in die Hand zu nehmen und voran zu treiben.

Die Mitglieder der Open Mind Academy *(Stand September 2011)*:

- Dr. rer. nat. Klaus **Heinemann** und Gundi Heinemann, Sunnyvale, CA 94087, USA.
- Univ. Doz. John **Ionescu**, PhD, 93453 Neukirchen b. Hl. Blut.
- Dr. Dietrich **Klinghardt**, Warren, NJ 07059, USA.
- Dr. med. dent. Johann **Lechner**, 81547 München.
- Dr. med. Joachim **Mutter**, 78467 Konstanz.
- Dr. med. Johannes **Naumann**, 79194 Gundelfingen.
- Prof. Dr. Mirsakarim **Norbekov**, Akademie der Naturwissenschaften, 119017 Moskau, Russland.
- Christof **Plothe**, D.O., 55232 Alzey.
- Dr. med. Christfried **Preußler**, 88662 Überlingen.
- Dr. rer. nat. Tina Maria **Ritter**, 68161 Mannheim.
- Juliane **Sacher**, 60385 Frankfurt.
- Dr. med. dent. Holger **Scholz**, 78467 Konstanz.
- Dr. med. dent. Karl Ulrich **Volz**, 78467 Konstanz.

21. Ulrich-Volz-Stiftung

In diesem Buch wurden im Wesentlichen zahnmedizinische Aspekte eines integrativen Behandlungs- und Lebenskonzeptes beleuchtet. Aber natürlich ist die Zahnmedizin nur ein kleiner Ausschnitt eines großen Ganzen. Weiterführende Informationen über das vollständige Spektrum dieses Konzeptes finden Sie auf der Website der Ulrich Volz gemeinnützige GmbH (www.ulrich-volz-stiftung.org).

Seit 1992 entwickelte Dr. Ulrich Volz ein Konzept zur vollständigen Ausheilung selbst schwerwiegender Erkrankungen, welches sich auf drei Grundpfeiler stützt: physische Heilung, mentale Heilung und seelische Heilung. Diese Pfeiler sind auch die Grundlage des integrativen, ganzheitlichen Behandlungskonzeptes der Tagesklinik Dr. Volz & Dr. Scholz.

Die Website informiert unter anderem über die Aktivitäten der Mitglieder der OPEN MIND ACADEMY (physische und mentale Heilung) sowie über wesentliche Aspekte der seelischen Heilung.

Mentale Heilung: Thematisiert werden Konzepte der Positivpsychologie NLP und Seminare zum Thema „Human Needs Psychology" durch Dr. Ulrich Volz.

Seelische Heilung: Sie finden Informationen über die schon dargelegten Achtsamkeitsmeditationen (siehe Kapitel 17., seelische Stabilisierung) oder zu dem brasilianischen Heiler Joao de Deus.

Sie erhalten auf der Website zahlreiche Buchempfehlungen und Hinweise zu Veranstaltungen. Das Ziel der Stiftung ist es, die Besucher über alle Aspekte eines integrativen Behandlungs- und Lebenskonzeptes möglichst umfangreich zu informieren. Die gemeinnützige Organisation arbeitet nicht gewinnorientiert, ihr Ziel ist es, Wissen und Informationen zu suchen, zu sammeln und in das vorhandene integrative Konzept zu optimieren, um es anschließend an Therapeuten und Patienten weiter zu geben. Dadurch sollen in der Zukunft immer mehr Krankheiten vollständig heilbar sein. Alle über die Stiftung abgegebenen Bücher und Produkte sind auch Menschen zugängig, welche sich diese aus finanziellen Gründen momentan nicht leisten könnten.

Dr. Ulrich Volz hat sich 1992 als jüngster deutscher Privatzahnarzt in Meersburg niedergelassen. Er war durch seine Doktorarbeit über Amalgam von Anfang an sensibilisiert gegenüber Metallen, toxischen oder allergisierenden Dentalmaterialien. 2001 hat Dr. Ulrich Volz ein metallfreies Implantat aus Zirkondioxid entwickelt und besitzt auf diesem Gebiet weltweit die größte Erfahrung.

Weitere Informationen finden Sie unter www.ulrich-volz-stiftung.org.

22. Weitere Veröffentlichungen, zukünftige Projekte

Möchten Sie über weitere Buchveröffentlichungen und Veranstaltungen der Tagesklinik Dr. Volz & Dr. Scholz oder der Open Mind Academy vorab informiert werden und von der Möglichkeit profitieren, diese vorab mit **Frühbucherrabatt** zu erhalten?

Dann schicken Sie uns eine E-Mail an hs@zahnklinik.de, schicken ein Fax an 0049 (0)7531 991604 oder melden sich unter Telefon 0049 (0)7531 991603.

Wir werden Sie dann rechtzeitig vor dem Erscheinen neuer Veröffentlichungen oder vor Veranstaltungen informieren.

Ihre Vorteile:

- **Rabatt bis zu 30% auf Veröffentlichungen**
- **Bevorzugte Vergabe bei Veranstaltungen**

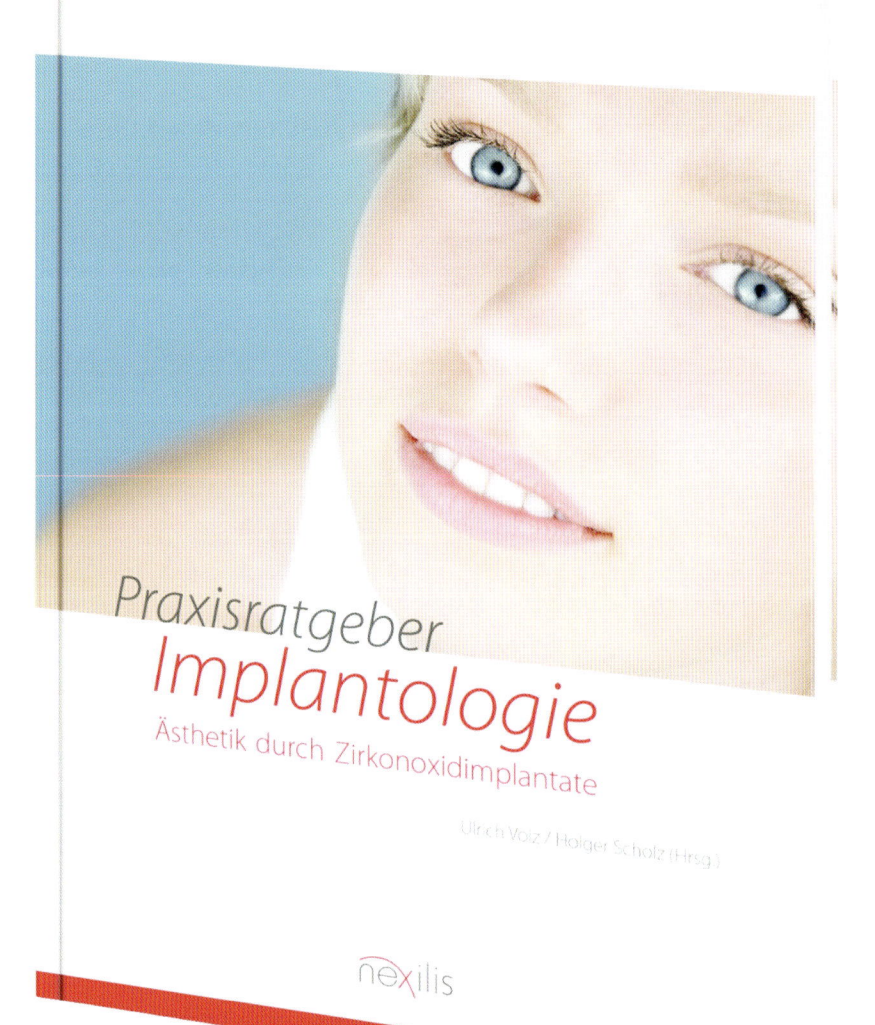

Praxisratgeber
Implantologie
Ästhetik durch Zirkonoxidimplantate

Ulrich Volz / Holger Scholz (Hrsg.)

nexilis

23. Literaturverzeichnis

(1) Prince of Wales et al.: Harmonie – Eine neue Sicht unserer Welt. Riemann Verlag 2010.

(2) Website des statistischen Bunndesamtes Deutschland: Todesursachen 2009 Deutschland. www.destatis.de, Stand 4.09.11.

(3) Deutscher Wissenschaftsrat Drs. 4717/00.

(4) Multiwissen: Wie wir systematisch vergiftet werden. http://HinterDer Fassade.co.cc, Stand 4.09.11.

(5) W. Bartens: Kranke behandeln, nicht Krankheiten. Süddeutsche Zeitung vom1.10.2011.

(6) D. Melchart: Forschungsprojekt Amalgam: GAT (German Amalgam Trail). Zahnärztliche Mitteilungen 9, 18-20, 2008.

(7) Kompetenzinitiative zum Schutz von Mensch, Umwelt und Demokratie e.V. (Hrsg.): Handystrahlung – eine Gefahr für Kinder? Dokumentation einer Kontroverse. Online Veröffentlichung

www.kometenzinitiative.net, 2010.

(8) D. Fanelli: How many scientists fabricate and falsify research? A systematic review and meta-analysis of survey data. PLoS One, 4 (5), 29.05.2009.

(9) H.-P. Beck-Bornholdt, H-H Dubben: Der Schein der Weisen, Irrtümer und Fehlurteile im täglichen Denken, Rowohlt Taschenbuchverlag GmbH, 2010.

(10) D. Dörner: Die Logik des Misslingens, Strategisches Denken in komplexen Situationen, Rowohlt Taschenbuchverlag GmbH, 1989.

(11) Wiki der Open Mind Academy, www.open-mind-academy.org.

(12) H.Scholz: Amalgam und (k)ein Ende?, CO´MED 1/2008, 13-16.

(13) U. Volz: Zirkonoxid-Implantate – Eine biologische (R)evolution, CO ´MED 6/2007, 117-118.

(14) U. Volz und H. Scholz (Hrsg.): Praxisratgeber Implantologie, Ästhetik durch Zirkonoxidimplantate, Nexilis Verlag, 2007.

(15) H. Scholz: Metallfreie Kieferorthopädie, CO'MED 9/2007, 100-101.

(16) J. Mutter: Gesund statt chronisch krank. fit fürs Leben Verlag, 2009.

(17) J. Mutter: Amalgam. Risiko für die Menschheit: Quecksilbervergiftungen richtig ausleiten. Neue Fakten und Hilfe, auch nach der Amalgamentfernung. Natura Viva Verlag, 2011.

(18) Open Mind Academy: Eine neue Dimension ganzheitlicher Gesundheit, 2011. Zu beziehen über Tagesklinik Dr. Volz & Dr. Scholz, Konstanz.

(19) K. Dörner: Gesundheitssystem: In der Fortschrittsfalle. Deutsches Ärzteblatt, 2002

(20) Heilende Botschaften, Video von Joachim Faulstich, ARD 2010.

(21) U. Volz und H. Scholz: Patientenstudie ganzheitliche Zahnmedizin: Ergebnisse der Patientenbefragung 2008 in der Tagesklinik Dr. Volz & Dr. Scholz. Selbstverlag, 2009.

(22) E. Köhler: Kritische Betrachtungen über Messungen elektrischer Metallpotentiale im Munde; Deutsche Zahnärztliche Zeitschrift 13 (1958) 312 – 328.

(23) Sicherheitsdatenblatt für ANA 2000 Kapseln, Firma Nordiska Dental AB, Schweden, Stand 07/2005.

(24) Sicherheitsdatenblatt für Amalcap Plus, Firma Ivoclar Vicadent, Liechtenstein, Stand 08/2005.

(25) Mitteilung der Kommission vom 28. Januar 2005: Gemeinschaftsstrategie für Quecksilber. KOM(2005) 20 - Amtsblatt C 52 vom 2. März 2005.

(26) L. Barregard et al.: Cadmium, mercury and lead in kidney cortex of living kidney donors: Impact of different exposure sources. Environ. Res. (2009), doi: 10.1016/j.envres.2009.10.010.

(27) B.A. Bengt et al.: Suicide among Swedish Dentists. A Ten-Year Follow-Up Study. Scand J Soc Med1987, 15:243-246.

(28) G. Schatz: Jeff's view on science and scientists; Amsterdam: Elsevier Butterworth-Heinemann, 2006; Kapitel 5: „The tragic matter", S. 43 f.

(29) Umweltbundesamt: Bisphenol A. – Massenchemikalie mit unerwünschten Nebenwirkungen. Aktualisierte Fassung Juli 2010.

(30) K. Graf: Immunologisch relevante Belastungen aus zahnärztlichen Werkstoffen und deren Wirkungen. UMG 24, 2/2011, 23-26.

(31) J. Lechner: Kavitätenbildende Osteolysen d. Kieferknochens. Eigenverlag2011.

(32) A.J. van Winkelhoff et al.: Porphyromonas gingivalis, Bacteroides forsythus and other putative pathogens in subjects with and without periodontal destruction. J Cin Periodontol Nov 2002, 29(11):1023-1028.

(33) S.E. Barbour et al.: Tobacco and smoking: environmental factors that modify the host response (immune system) and have an impact on periodontal health. Crit Rev Oral Biol Med 1997, 8 (4), 437-460.

(34) J. Bergström: Tobacco smoking and chronic destructive periodontal desease. Odontology Sep 2004, 92 (1), 1-8.

(35) B.H. Mullally: The influence of tobacco smoking on the onset of periodontitis in young persons. Tob Induc Dis Jun 2004, 2 (2), 53-65.

(36) R.J. Genco et al.: Relationship of stress, distress and inadequate coping behaviors to periodontal disease. J Periodontol Jul 1999, 70 (7), 711-723.

(37) D.M. Bailer: Psychosocial factors as risk indicators of periodontitis. J Clin Periodontol Nov 2005, 32, 1134-40.

(38) T. M. Campbell, T. C. Campbell, J. Robbins: The China Study: The Most Comprehensive Study of Nutrition Ever Conducted, Benbella Books, 2005

(39) T. Novák et al.: Prevention of Preterm Delivery with Periodontal Treatment. Fetal Diagn Ther 2009, 25, 230-233.

(40) M. K. Jeffcoat: Parodontale Erkrankungen: Risikofaktor für Frühgeburten. Acta Med Dent Helv 2000, 5, 69-73.

(41) A. Shub et al.: Maternal periodontal disease and perinatal mortality. Australian and New Zealand J Obstet Gyn 2009, 49,130-136.

(42) S.G. Grossi: Parodontale Erkrankungen und diabetes mellitus: Eine wechselseitige Beziehung. Acta Med Dent Helv 2000, 5, 51-55.

(43) F.A. Scannapieco: Orale Erkrankungen und Infektionen der Atemwege. Acta Med Dent Helv 2000, 5, 74-77.

(44) E. Schäfer : Bewertung aktueller Wurzelkanalfüllmaterialien. ZM 93(1): 2003, 24 - 28.

(45) M.K. Wu et al.: Limitations of previously published systematic reviews evaluating the outcome of endodontic treatment. Int Endod J, Aug 2009, 42 (8), 656-666.

(46) J. Imbeau: Cranio. 2005 Apr;23(2):100-12.

(47) V. v. Baehr: Laboranalysen in der Zahnmedizin. Umwelt, Medizin, Gesellschaft (24), 2/2011, 108-111.

(48) Wikipedia, Stand 10-2011.

(49) Persönliches Gespräch mit Dr. Volker v. Bähr, Institut für medizinische Diagnostik, Juni 2010.

(50) J. Robbins: Food Revolution. Hans-Nietsch-Verlag, 3. Auflage, 2010.

(51) A. Robbins: Das Prinzip des geistigen Erfolges. Allegria Verlag, 2. Auflage, 1997.

(52) A.Robbins: Erfolgsschritte nach dem Power Prinzip. Wilhelm Heine Verlag, 3. Auflage 1997.

(53) A. Robbins: Grenzenlose Energie – Das Powerprinzip. Ullstein Verlag, 2004.

(54) Bundesinstitut für Arzneimittel und Medizinprodukte: Amalgame in der zahnärztlichen Therapie. BfArM Informationsschrift 1, 2003.

(55) Firma Dentsply DeTrey GmbH: Sicherheitsdatenblatt 91/155/EWG für Guttapercha Points vom 17.04.2003.

(56) A. Munding: Gutachten: Vergleich der Erfolgsraten von Keramik versus Titan Implantate anhand der statistischen Auswertung der allgemeinen impDat Feldstudie Implantologie", 24.07.2008.

(57) R. J. Kohal et al.: Stability of prototype two-piece zirconia and titanium implants after artificial aging: an in vitro pilot study. Clin Implant Det Relat Res 2009 Dec, 11 (4), 323-329.

(58) M.G. Taylor et al.: Effect of Invisalign Aligners on Periodontal Tissues. Universität Florida, Gainsville.

(59) Robert Fry DDS MS et al.: Adolescent Treatment with the Invisalign Appliance, Study Results and Conlusions, April 2004, Align Technology.

(60) B. Haley: „The Toxicity of Oral Infections and Amalgams. Vortrag in München, 12.06.2010.

(61) http://de.wikipedia.org/wiki/Aufmerksamkeitsdefizit-/Hyperaktivit %C3%A4tsst%C3%B6rung

(62) W. Freund: Pippi Langstrumpf ist krank. http://www.welt.de/print-welt/ article152292/Pippi_Langstrumpf_ist_krank.html. Welt online, 13.09.2006.

(63) ADHS-Medikamente: Experten warnen vor sorgloser Einnhame. http:// www.welt.de/wissenschaft/article1731556/Experten_warnen_vor_ sorgloser_Einnahme.html. Welt online 27.02.2008.

(64) Zappelphilipp-Syndrom: Pillenkonsum bei Kindern steigt dramatisch an. http://www.welt.de/wissenschaft/article965750/Pillenkonsum_bei_ Kindern_steigt_dramatisch.html. Welt online, 13.12.2007.

(65) S. v.d. Weiden: ADHS: Schädigt Ritalin das menschliche Gehirn? http:// www.welt.de/wissenschaft/article1085271/Schaedigt_Ritalin_das_ menschliche_Gehirn.html. Welt online 6.08.2007.

(66) U. Sauerbrey (MA): Aufmerksamkeitsdefizit-/Hyperaktivitätsstörung (ADHS) durch Umweltgifte. UMG 21, 4/2008, 314-319.

(67) D.K.L. Cheuk, V. Wong: Attention-Deficit Hyperactivity Disorder and Blood Mercury Level: a case-control study in Chinese children. Neuropediatrics 37, 234-240.

(68) A. Schölmerich, M. Pinnow: Pränatale Entwicklung, in M. Hasselhorn, W. Schneider (Hrsg.): Handbuch der Entwicklungspsychologie, 131-142, Hofgefe-Verlag.

(69) J.F. Coy: Die neue Anti-Krebs-Ernährung. Gräfe und Unzer Verlag GmbH, 2009.

(70) Welt online: Fettsucht-Epidemie: Normalgewichtige in Deutschland in der Minderheit. 7.11.2011

(71) P. H. Ray, S. R. Anderson: The Cultural Creatives: How 50 Million People Are Changing the World. Three Rivers Press, 2001.

(72) B.Ross: „Eine neue Dimension ganzheitlicher Gesundheit". Veröffentlichung der Open Mind Academy, Eigenverlag der Ulrich Volz gemeinnützige GmbH, 2011.

(73) www.zentrum-der-gesundheit.de, 7.10.2011.

(74) K. K. Mäkinen: Der Einsatz von Xylit in der Kariesprophylaxe. Praxis-Verlag.

Notizen

Notizen

Notizen

Notizen

Notizen